看视频轻松学瑜伽
局部瘦身

汇思图书文化工作室 ◎ 编著

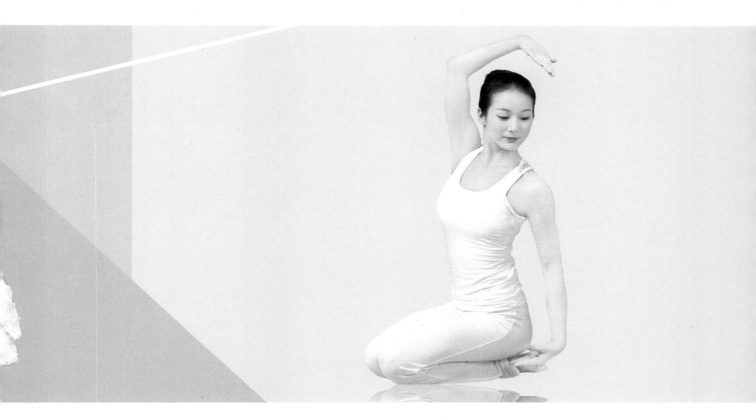

青岛出版社
QINGDAO PUBLISHING HOUSE

图书在版编目（CIP）数据

看视频轻松学瑜伽. 局部瘦身 / 汇思图书文化工作室编著. —— 青岛 : 青岛出版社, 2018.4

ISBN 978-7-5552-6917-5

Ⅰ.①看… Ⅱ.①汇… Ⅲ.①瑜伽—减肥—基本知识 Ⅳ.①R793.51

中国版本图书馆CIP数据核字(2018)第070669号

书　　名	**看视频轻松学瑜伽：局部瘦身**	
编　　著	汇思图书文化工作室	
出版发行	青岛出版社	
社　　址	青岛市海尔路182号（266061）	
本社网址	http://www.qdpub.com	
邮购电话	13335059110　0532-85814750　（传真）0532- 68068026	

策划组稿	张化新　　周鸿媛
责任编辑	王　宁
设计制作	殷雪娇
制　　版	青岛艺鑫制版印刷有限公司
印　　刷	青岛海蓝印刷有限责任公司
出版日期	2018年5月第1版　2018年5月第1次印刷
开　　本	20开（889毫米×1194毫米）
印　　张	8
图　　数	370
印　　数	1-10000
字　　数	100千
书　　号	ISBN 978-7-5552-6917-5
定　　价	29.80元

编校质量、盗版监督服务电话 4006532017 0532-68068638

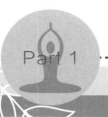

瑜伽基础

Part 1

开始瘦身之旅

局部瘦身瑜伽

Part 2

想瘦哪就瘦哪

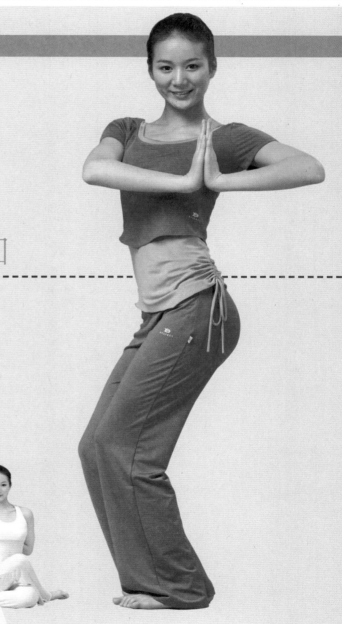

YOGA

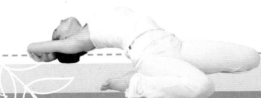

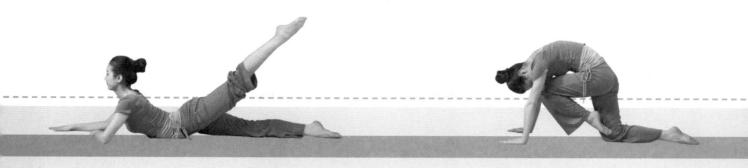

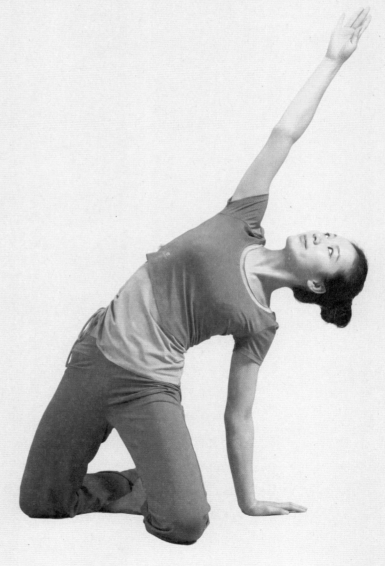

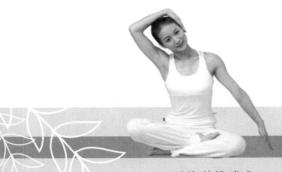

Part 3

瑜伽饮食

苗条身材吃出来

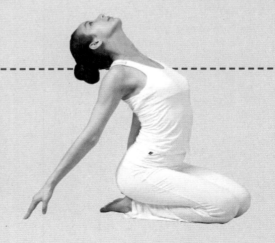

Part 1

瑜伽
基础
开始瘦身
之旅

什么是瑜伽

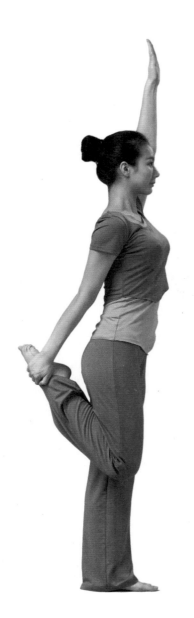

　　在五千年前，印度高僧们为求融入心神合一的佛法最高境界，经常隐居于深山森林中，远离尘嚣，静坐参禅，冥思佛法。在长期单一宁静的生活中，僧人们从观察山林生命中领悟到了不少大自然的奥妙和生态法则，再将自然界的生态法则引用借鉴到人的身上，从而逐步地去感应身体由内而外发生的微妙变化，于是僧人们渐渐领悟并懂得了与自己的身体对话，从而明白如何探索自己身体的奥妙，以达到修身养性、清洁身心的境界。于是他们开始研究针对健康的维护和调理，以及对疾病、创痛的医治方法。经过几千年的钻研和归纳，人们逐步衍化整理出了一套完整、确切、实用的理论用于调节身体、清净心绪，这就是瑜伽。

　　瑜伽不仅是一种运动更是一种文化。Yoga一词，是从印度梵语yug或yuj而得，是一个发音，它的意思是"一致"、"结合"、"和谐"。而瑜伽就是一个通过自我提升意识修行和帮助人类充分发挥潜能的运动体系。瑜伽的姿势通常运用古朴而易于掌握的动作，帮助人们改善净化生理、心理、情感和精神上的能力，是一种让身体、心灵与精神达到谐统一的运动方式。古印度人讲究人可以于天合一，相信心灵能与上天的沟通，于是他们以各种的瑜伽修炼方法融入日常生活并奉行不渝：道德伦理、稳定清醒的头脑、宗教性的观念与责任、无欲无求的淡然、冥想。

　　近年在世界各地兴起练习瑜伽的热潮，并非只是一套时下流行或追求时髦的健身运动那么简单。瑜伽的基础构建在古印度哲学的基础上，经过数千年来的演化，从心理、生理和精神上的戒律修身已经成为古印度文化的重要组成部分。古代的瑜伽信徒发展完善了瑜伽体系，他们深信通过对身体的伸展同时调控呼吸，有助于控制心智和情感，并保持永远健康的身体！

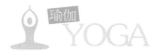

为什么瑜伽能减肥塑身

长期坚持练习瑜伽，不仅有助于雕塑身材曲线，达到塑身、减肥的效果，而且能修身养性。

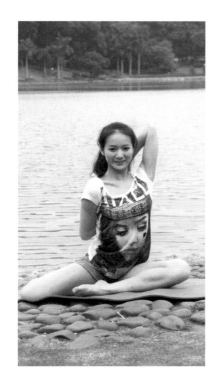

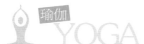

❋ 瑜伽能有效调节人体内分泌、促进新陈代谢

我们在练习瑜伽的过程中，通过对身体的扭转和挤压，能有效按摩腹部器官，同时也能有效按摩和刺激内分泌腺体，从而促进肠道蠕动，调节内分泌，加速脂肪消耗，减少身上多余赘肉。此外，由于甲状腺与身体的新陈代谢有着直接的关系，而瑜伽中的一些体位特别适合调整甲状腺分泌，从而起到减轻体重的效果。

练习瑜伽可以加速身体血液循环，从而促进新陈代谢。而且脂肪代谢也会随着瑜伽的练习而增加，所以脂肪会转换为肌肉与能量。也就是说，瑜伽让我们在减少脂肪的同时，能得到较好的肌肉质地与较高的活力水平。

❋ 瑜伽呼吸有助于燃烧体内多余脂肪

瑜伽中有许多动作可以练习呼吸，促进胸部肌肉扩张，使呼吸道畅通，帮助肺部吸入更多新鲜氧气。深呼吸运动能增加体内细胞的氧气吸收量，使得氧化作用增加而燃烧更多的脂肪细胞，提高肺部的清洁能力。还可以使受到过敏影响的鼻道、鼻窦、肺部等器官提高呼吸调控能力，从而清理身体的代谢废物，达到脂肪消耗的目的。

瑜伽的腹式呼吸能有效控制脑部摄食中枢，防止过度进食，以帮助练习者形成良好的饮食习惯。在坚持练习瑜伽之后，练习者在饮食方面会逐渐偏向于选择清淡的食物，这样能更有效地辅助塑身。

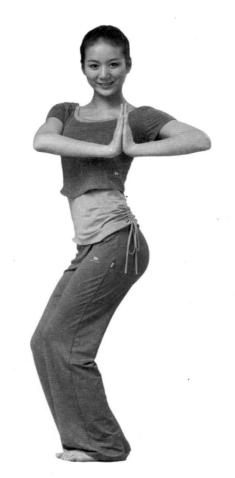

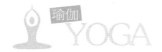

❋ 瑜伽有助于释放压力，从精神上消除肥胖之源

瑜伽是一个通过提升意识，帮助人们充分发挥潜能的体系。瑜伽姿势运用古老而易于掌握的技巧，改善人们生理、心理、情感和精神方面的能力，从而达到身体、心灵与精神的和谐统一。瑜伽是生理上的动态运动及心灵上的练习，也是应用在每天的生活哲学。瑜伽的最终目标就是控制自己，驾驭肉身感官，以及驯服永无休止的内心。感官的集中点就是心意，能够驾驭心意，即代表能够驾驭感官。瑜伽通过把感官、身体与有意识的呼吸相配合来实现对身体的控制。这些技巧不但对肌肉和骨骼的锻炼有益，也能强化神经系统、内分泌腺体和主要器官的功能，通过激发人体潜在能量来促进身体健康。

人体的神经系统、内分泌腺体和主要器官的状况决定着一个人的健康程度。有规律的瑜伽练习有助于消除心理紧张，以及由于疏忽身体健康或提早衰老而造成的体能下降。因此练习瑜伽能保持大脑活力，令思维清晰。

现代生活节奏快，竞争激烈，压力较大。当压力超过我们所能承受的限度，身体就会感到紧张不适，导致自我免疫力下降和体力不支，有时还包括心理上的挫败感、肌肉紧张、疲惫不堪、呼吸短促甚至神志不清等。

瑜伽包含伸展、力量、耐力和强化心肺功能的练习，能协调整个机体的功能，促进身体健康的同时也增加了身体的活力，使身体更协调平衡，从而有效消解压力，从精神上消除肥胖之源。

瑜伽练习安全手册

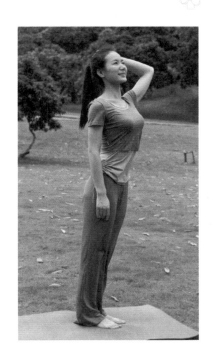

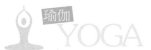

❋ 练习瑜伽的最佳时间

练习者应该选择自己最为方便的时间，争取每天都在同一时间内练习，同时练习瑜伽时，要注意身体保持正常和安静状态。

清晨、早饭之前是瑜伽练习的最佳时间。傍晚或是其他时间也可练习，但要保证空腹或食物完全消化以后再进行。即饭后三到四小时，或喝入流质食物、饮料半个小时后练习。

事实上更为具体的瑜伽练习时间是这样规定的，早晨在太阳出来以前要进行练习，中午在太阳到头顶时进行练习，晚上在日落以后练习，凌晨在入夜12点时练习。

练习者如果身体有不适的地方或是处于病态尽量不要练习动作过于强烈的体位，也可完全不进行练习。有时间和精力的话，可以尽可能多加练习，不过也绝不能超出身体的负荷。

❋ 练习瑜伽的场所

瑜伽被称为最自然的"绿色有氧运动"，选择安静、干净清洁、拥有新鲜空气的地方，尽量离开房间到大自然中去练习，是瑜伽修炼地点的首选。但需要注意的是，不要在炎热的阳光下练习，以免中暑而适得其反。

忙碌地生活在喧嚣都市中的我们，享受着充足的物质资源，同时也受到都市条件所限，所以大部分瑜伽练习者只能选择在房间中练习。那么室内环境的调试就更需要注意，要保持空气的流通，这对于调息练习尤为重要。在此建议瑜伽练习者养成开窗通风的习惯，练习瑜伽时可以在室内摆放绿色植物。

如果在晚上练习，室内灯光可以调得自然柔和些，也可用烛光和香薰炉，但香薰的气味要偏淡雅、纯净，这样易于镇静神经，也增加瑜伽练习者的情趣。

在做瑜伽修行的时候应做到赤足练习，最好不要在光滑冰冷的地板上做各种瑜伽动作，这样容易着凉和滑倒，给自己造成不必要的伤害。而且在冰冷坚硬的地板上做瑜伽动作会破坏体内因练习体位法而产生的荷尔蒙分泌。地面需铺上松软的毯子或是专业的瑜伽垫，柔软度控制在能轻松地保持站立姿势即可，千万不能因毯子过于松软而导致脚下打滑摔倒。在练习关于坐式的瑜伽姿势时可以使用蒲席，这样既有利于保持平衡，增加瑜伽练习效果，更能有效防止疲劳。

　　练习的场地应足够宽敞，确保自己向各个方向伸展四肢均有足够的空间，不会碰到任何东西，尤其是不要碰到有尖角的东西，以防受伤。而在瑜伽练习时必须保持安静，让心绪沉静下来，避免与人交谈或是情绪波动。可以适当播放轻柔舒缓的音乐，总之要使身心能够放松却又专注集中。

✳ 练习瑜伽的服装

　　瑜伽服作为一种独立服饰，已经远远超过了普通运动服装的概念，成为全球时尚浪潮的热门词汇。许多运动品牌推出了兼具舒适与时尚的瑜伽服。在国外，有不少热爱运动、紧跟时尚的女性把瑜伽服穿上身当作逛街购物甚至上课上班的休闲服饰。

　　由于瑜伽运动最注重身体的柔韧性，所以瑜伽服的设计与剪裁以修身柔软为主，设计师们会特意选取极富弹性、手感柔软顺滑的面料。瑜伽服通常有背心、中袖上衣、长裤及外套等类型，而袖口、裤脚则加上松紧或绑带式的设计，舒适而利落的剪裁配以时尚感十足的印花几何图案，令瑜伽练习不仅是身心的舒展，更是一种视觉的享受。

　　练习瑜伽的上衣最重要的是根据自身气质来选择。瑜伽服讲求的是灵性，体悟的是舒适，感受的是禅趣。因此，在选购瑜伽上衣时，只要多注重一些细节，如颜色的搭配和剪裁等，就能选出符合您独特气质的服装。

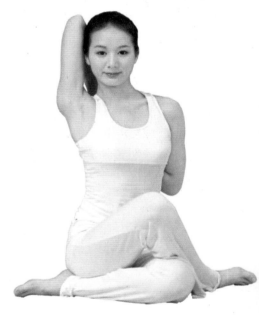

　　至于瑜伽裤，可以选择抽绳松身长裤，也可以选择具有运动风格的针织休闲裤，这样既可以在居家环境中穿着又可以练习瑜伽时穿着，一举两得。此外，还可以选择棉麻布料的裤子。时下流行的七分裤、五分裤都是瑜伽裤不错的选择，既柔软舒展又具有度假风，展现出时髦摩登的一面。

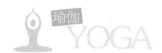

　　在做瑜伽练习时切忌穿塑体内衣；身上也不要佩戴任何装饰物；只要不是太凉，最好别穿袜子，就算穿也要注意选择防滑的袜子。

❋ 练习瑜伽的用具

瑜伽垫

瑜伽垫具有柔软和富有弹性的触感，它的防滑作用让您的站立和盘坐感觉很安全很结实。将瑜伽垫平铺在地面上做瑜伽练习，可以防止脊椎、脚踝、髋骨、膝关节等部位的碰伤，起到保护身体的作用。

瑜伽垫砖

瑜伽的一些体位，可以利用双脚或双手夹紧瑜伽垫砖来增强运动的功效。当弯腰时手够不着地面时，还可以用瑜伽垫砖来补足长度。如果没有瑜伽垫砖，也可以用厚书来代替。

瑜伽球

瑜伽球可以用来协助锻炼身体的平衡感，增强对肌肉的控制能力，提高身体的柔韧性和协调性。利用瑜伽球，还可以做很多伸展身体的运动，不但能避免肌肉酸痛，还有按摩作用，当人与球充分接触时，它就会很好地对人体进行按摩。

瑜伽带

瑜伽带一般又称为伸展带，不具弹性，除可帮助筋骨伸展及延长姿势停留的时间外，还可借由伸展带仅实地扣住身体，让两只手空出来，尽情地做延展动作。伸展带最好选择双扣环式的。在练习腰部弯曲或腿部伸展动作时，可将瑜伽带作为是腰部依靠力或提脚之用。

靠垫

可以将靠垫放于头颈下方，以起到保护颈部的作用。

❋ **贴心提示**

练完瑜伽体式后，建议做全身按摩，尤其是关节按摩。按摩完毕，做放松姿势至少2分钟。做完放松姿势后，至少在10分钟内不要直接碰水。

练完瑜伽体式后沐浴可以使精神和身体都更为振作。但练完后不要马上沐浴，因为在练习瑜伽时，不光靠口鼻呼吸，皮肤也参与了锻炼，练习后皮肤的毛孔随之张开，身体会感觉非常敏锐，如果马上沐浴，冷水或热水都会给皮肤造成强烈的刺激，增加心脏的负担。因此最好在练习瑜伽15分钟后淋浴一次。

瑜伽呼吸方法

瑜伽是一项神奇的养生运动，在调理人们身体的同时，又能养益心灵。瑜伽基本呼吸法更能使人们的精神得到放松，从而起到修身养性的效果。

对于瑜伽来说，呼吸并非是单纯的吸取氧气呼出二氧化碳。瑜伽的呼吸法是将宇宙中潜在能量的取舍与呼吸同时进行的。也就是说，呼气是将体内的负面能量排出，吸气是摄取对人体有益的能量。可以认为它是一种具有特殊意义的锻炼。

在瑜伽中，腹式呼吸是最基本的呼吸方法，顾名思义就是靠腹部的收缩与扩张使横膈膜升起或下降，从而使空气进入或排出肺部的呼吸方法。进行腹式呼吸可以使平时无意识进行的浅、短呼吸变成较深的缓慢呼吸。并且，由于缓慢的呼吸法可以使精神与身体得到放松，充分补充能量，摄取大量氧，并有效按摩内脏。因此，它可以唤醒那些至今仍然沉睡的生命力，使身体与精神重新恢复活力。

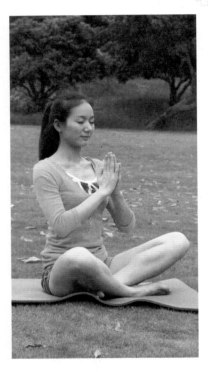

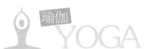

✳ 腹式呼吸法练习要点

1. 用鼻子吸气再用口呼气，掌握好呼吸的节奏。

2. 瑜伽一呼一吸的时间尽量掌握在15秒钟左右。即深吸气（鼓起肚子）3至5秒，屏息1秒，然后慢呼气（回缩肚子）3至5秒，屏息1秒。

3. 做腹部呼吸最宜每次练习5~15分钟。长期熟练后，可延长至30分钟会有更好效果。

4. 有长期运动习惯的人，屏息时间可适当延长，呼吸节奏尽量放慢加深。没有长期运动习惯或身体较为虚弱的人，可以不屏息，但气要吸足，吐气依然需缓慢加深。每天最宜练习1~2次，坐式、卧式、走式、跑式皆可，练至微热微汗即可停止休息。呼吸过程中口里如有津液溢出，可徐徐下咽。

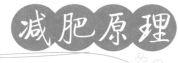
瑜 ♡ 伽 ♡ 腹 ♡ 式 ♡ 呼 ♡ 吸 ♡ 的 **减肥原理**

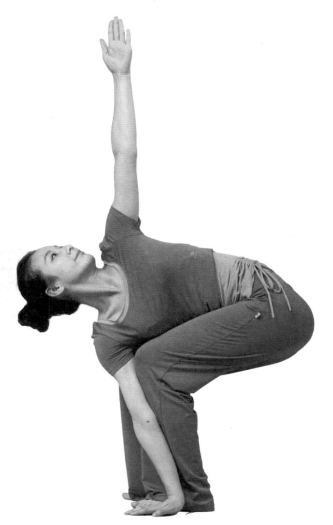

瑜伽中的腹式呼吸能最大限度地将吸入的氧气提供给身体的各个器官，还能强化腹肌，并使我们的身心得以放松、平静。腹式呼吸不仅能修身养性，更有助于减肥塑身。

瑜伽呼吸减肥，就是通过专业的养生呼吸程序，让练习者的身心通过自我调节得到锻炼。呼吸减肥充分发挥调动了人体整体机能，使基础代谢率明显提高了数倍，在没有任何思想压力之下，在畅快的一呼一吸中轻松减去多余脂肪。同时，呼吸减肥法不需要占用很大的空间，方便易做，是目前非常流行的减肥方式。

练习腹式呼吸时，体内会产生一种物质，可消除活性氧，并且扩张血管的功能。当你做腹式呼吸法活动横膈膜时，它会从细胞内渗入血管及淋巴管，去除活性氧的毒素、促进血液循环和新陈代谢，使体内多余脂肪也得到燃烧，从而达到减肥塑身的目的。

腹式呼吸随时随地都可进行，只要每天坚持练习，一定可以让练习者瘦身又健美。

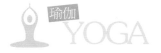

三 大 瑜伽冥想法

"冥想"在瑜伽中有"警觉"的意思，是瑜伽调节心绪的一种方法。冥想是一种思考方式，通过冥想与自我潜意识的沟通可以让现代人达到减压和心灵美容的目的。对于瑜伽当中的"冥想"就如同面对一个湖，湖面平静则清澈见底，若湖面动荡、波涛汹涌，那什么也看不到了。思维也是如此，只有当思维平静时，才能看到和感受到内心的平和与宁静。

瑜伽冥想是一种确保身体与精神两个方面都受益良多的方式。瑜伽冥想能使练习者达到性情平和的状态，思考面对自身的烦恼和恐惧，放弃那些对人体健康极具摧残力的坏习惯。据科学家的实验研究表明，当人进入冥想状态时，大脑的活动会呈现出规律的α脑波，此时人的想象力、创造力与灵感便会源源不断地如泉水般涌出，对事物的判断能力、理解能力都会大幅提升，与此同时，身心都会呈现安定、愉悦、心旷神怡的状态与感觉。

❋ 瑜伽冥想法

1. 观呼吸。可以把专注力放在平稳且深长的呼吸上，且慢慢地缩小注意力范围，可将注意力集中在某处，如鼻尖或是鼻尖外那一小块，并均匀地吸、吐气。仔细去感觉体会每个吸吐之间的变化，其他则什么都不需要去考虑。

2. 观外物。您也可以半闭眼睛，适当放松，把余光集中在眼前约一尺之遥的定点上。瞩目的焦点可以是一张图，也可以是一盏烛光。尽量选择一些有利于精神集中的物品，愈单纯愈好，色泽尽量单一、简洁、明快，以免分心。可注视它一阵子后，缓缓地把眼睛合上，心中仍想着那个单纯的影像，依旧保持着平顺的呼吸。

3. 内观。内观可以看到内心深处更深层的地方，除了之前介绍的观呼吸外，还能专注在第三眼、喉轮、心轮等多处。若心中有什么杂念产生，仍旧回来观想内视的定点，不要让注意力就此分散掉，始终保持静心安宁的状态。

冥想的时间不宜太长，尤其是对于初学者，能专注地冥想5分钟已非常有成效，不用急于求成，反而适得其反。等到适应和熟悉冥想方法之后，再慢慢拉长每次冥想的时间。不过，要提醒的是，我们虽观想某处，但身体和心情是要绝对放松的，不要不自觉地皱着眉或握着拳，尽量放松自己的面部表情。

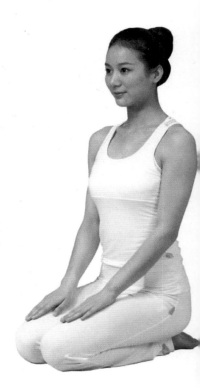

Part 2

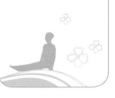

瘦脸瑜伽

——教你如何速成瓜子脸

很多女生都渴望拥有一张瓜子脸，而通常一张巴掌大的小脸能够提升女性魅力，是增加气质不可缺失的法宝。

本小节介绍一套瘦脸瑜伽，极大有利于改善面部轮廓和皮肤健康，从而减掉你的大饼脸。快速打造瓜子脸的同时使肌肤更细嫩。

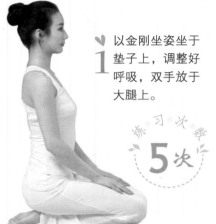

叩首式

难易程度：★★☆☆☆

减肥功效

※ 头顶地面时，血液会充分地流入头部，有助于促进头部血液循环，加速新陈代谢，从而起到消除脸部多余脂肪、收紧下巴赘肉的作用。

其他功效

※ 此套动作还能缓解颈部、肩部和背部疲劳，久坐于电脑前的人经常练习可有助于改善这些症状。

1 以金刚坐姿坐于垫子上，调整好呼吸，双手放于大腿上。

练习次数 5次

2 吸气，上身缓缓向前倾，直至额头触地，臀部贴住脚跟，双手放于脚后跟处，抱住脚心。

3 吐气，将臀部抬起，背部慢慢向前推，直至大腿与小腿垂直。头顶着地面，双手用力抱住膝盖窝。

❋ 贴心提示

如果练习时出现头晕或胸闷等症状，应缓缓抬头，并调整好呼吸。

患有眼疾、耳疾、高血压的人不可做此套动作。

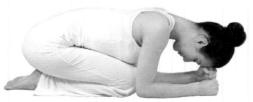

4 恢复跪姿，臀部坐回脚跟，双手握拳，交叠放于垫子上，将额头放于拳头上，慢慢放松。然后恢复至初始姿势。

狮子式

难易程度：★★☆☆☆

减肥功效

※ 此套动作使面部肌肉得到纵向伸展，并得到强化，预防面部松弛下垂。

其他功效

※ 振动声带和喉头，使其得到按摩，改进音质，防治咽炎、扁桃腺炎。同时还使面部和颈部的其他腺体受益。

速瘦指数：★★★★☆
燃脂指数：★★★★☆

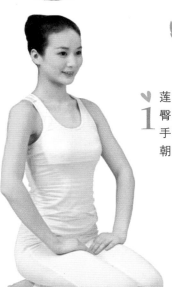

1 莲花跪坐，脊柱挺直，臀部坐在脚后跟上，双手放于大腿根部，指尖朝内。

练习次数
3次

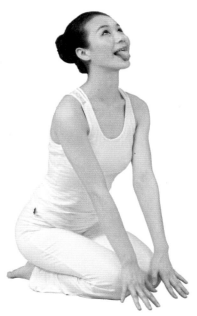

2 身体缓缓向前倾，双手手指张开，放于双膝边缘，眼睛睁大向上看。张开嘴巴，伸出舌头，尽量使舌头触及下巴。用嘴巴呼吸3次，再慢慢地将舌头收回，闭上嘴巴，用鼻孔吸气。

美人小妙招

生活小细节，拯救大饼脸

1. 保持良好的睡眠。每天坚持睡8个小时，能够促进新陈代谢，让皮肤保持充足水分，久而久之你就会发现脸蛋越来越小了。

2. 保持好心情。心情好的时候人往往会微笑，而微笑能牵动脸部肌肉，使人越发光鲜亮丽。

3. 矫正呼吸习惯。很多人在睡觉时习惯用嘴巴呼吸，长期下来会使下巴不自觉地变形。因此，想要拥有小脸的女生必须矫正自己的呼吸习惯。

贴心提示

在吐气时应用力发出"啊——"如同狮子吼般的叫声，将身体的废气呼出体外。

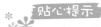

双角式

难易程度：★★★☆☆

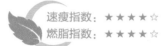

减肥功效

※ 此套动作能加速脸部新陈代谢，具有收敛脸部赘肉的功效。

其他功效

※ 头部下低的动作，能改善脑部血液循环，缓解脑部压力。

速瘦指数：★★★★☆
燃脂指数：★★★★☆

练习次数
5次

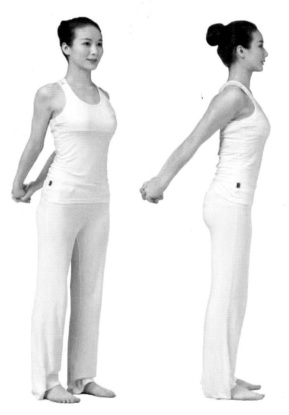

1 站立，双脚打开，脊柱挺直；双手于背部交叉握拳，双臂伸直。

2 调整呼吸，用力将手臂向上方抬高，身体不要弯曲。

3 手臂保持不动，上身前屈，胸腹逐渐靠近大腿，头部倒立于双腿之间，头部对着地面，双手拳头指向身体前方，尽量保持双臂与地面平行。保持该姿势一段时间，然后恢复至初始姿势。

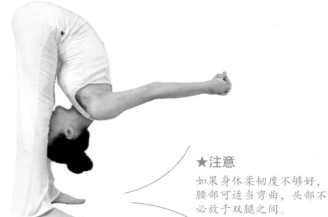

★注意

如果身体柔韧度不够好，腰部可适当弯曲，头部不必放于双腿之间。

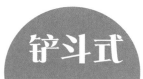

铲斗式

难易程度：★★★☆☆

减肥功效

※ 此套动作可加快血液循环，有效改善面部浮肿现象。

其他功效

※ 常做此套动作可缓解眼部疲劳，还能使面色红润。

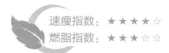
练习次数 3次

速瘦指数：★★★★☆
燃脂指数：★★★☆☆

1 站立，双脚张开，脊柱挺直，双臂向上伸直，两手自然放松。

2 吸气，头部缓缓向后仰，身体保持直立。

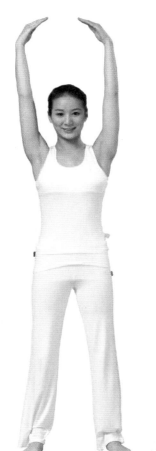

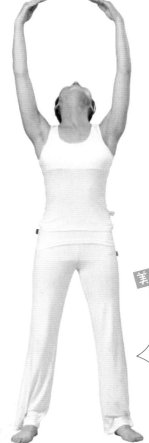

3 呼气，上身前屈，弯腰时上身应向下方摆动，身体尽量放松。

美人小妙招

饮食瘦脸法

1. 多吃水果和蔬菜不仅能补充人体所需要的维生素，还容易让你产生饱腹感，帮助减少吃甜食的强烈欲望，从而达到瘦身效果。

2. 长期饮用酒精饮料会使面部浮肿，让皮肤容易松弛老化。想要瘦脸的女生就要坚决和酒精饮料Say NO！

3. 要多多增加钙的摄人量，这样可以有效帮助身体消耗掉多余脂肪，从而让脸部纤瘦、身材匀称。

21

肩倒立式

难易程度：★★★☆☆

减肥功效

※ 此套动作使面部肌肉得到伸展和强化，可防止脸部肌肉下垂与松弛，从而起到紧致肌肤的效果。

其他功效

※ 使体内毒素排出体外，增强免疫力。
※ 刺激腹部器官，促进肠道消化。
※ 活化脑细胞，消除疲劳。

速瘦指数：★★★★☆
燃脂指数：★★★★☆

1 平卧，背部贴地，双腿伸直并拢。双臂伸直，平放于身体两侧，掌心向下。

练习次数
3次

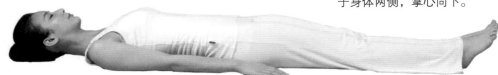

贴心提示

初学者在练习时，最好在颈部下方垫薄毯以保护颈椎不受伤害。

高血压患者、颈椎病患者和心脏病患者不可做此套动作。

3 双腿缓缓向上伸直，脚趾向上方延伸。双臂手肘的距离应与肩同宽，保持身体与地面垂直。手肘贴着地面以支撑住身体。将意识力放在颈部的挤压感和身体向上延伸的伸展感上。脸部放松，保持自然呼吸。然后再慢慢地回到初始动作休息。

2 吸气，将力量集中于腰腹。呼气，将双腿和腰腹部向上抬起，手肘弯曲，双手撑住腰部，用肩膀和手肘来支撑身体的重量。上臂紧贴着地面，尽量保持背部与地面垂直。小腿弯曲，将双腿膝盖抬至头部上方然后停下。

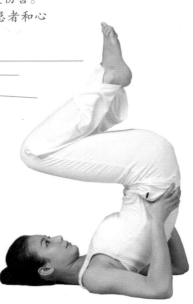

站立前屈式

难易程度：★★★☆☆

减肥功效

※ 该体式能滋养面部肌肤，具有瘦脸紧肤的功效。

其他功效

※ 头部下低的动作，能促进脑部血液循环，从而缓解脑部压力。

速瘦指数：★★★★☆
燃脂指数：★★★★☆

练习次数 **5** 次

★注意

如果头部和上身无法贴近腿部，不应勉强，应量力而行。待身体柔软度逐渐变好之后再慢慢靠近腿部。

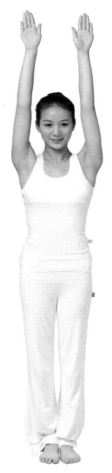

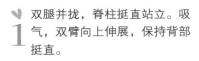

1 双腿并拢，脊柱挺直站立。吸气，双臂向上伸展，保持背部挺直。

2 呼气，上身缓缓向下弯曲，在下弯时手臂与背部应保持挺直，且应绷直膝盖。

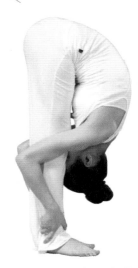

3 吸气，双手抓住双脚踝。呼气，头部和上身尽量靠近腿部。

美人小妙招

沐浴瘦脸法

高温沐浴是瘦身的好方法，同样也可以用来瘦脸。坚持每天在大约38℃的水温中沐浴，将水深控制到心窝处，并结合瘦脸霜轻轻按摩面部，浸浴时间以20分钟为宜。长期用沐浴瘦脸法可以令肌肤紧致富有弹性，轻松打造V形小脸。

自制瘦脸面膜

马铃薯糯米面膜

材料

■ 糯米、马铃薯、蜂蜜、冷开水各适量

功效

■ 紧致肌肤，改善干性肌肤。

制作方法

■ 第1步：马铃薯去皮洗干净，和糯米一同放入蒸锅蒸30分钟。
■ 第2步：将马铃薯切小块，放入搅拌机，再加入糯米、蜂蜜、冷开水，搅拌均匀，备用。
■ 第3步：将糯米、马铃薯蜂蜜泥倒入玻璃器皿，待冷却后即可使用。

使用方法

将面膜均匀涂抹在脸上，15分钟后，用温水洗净即可。

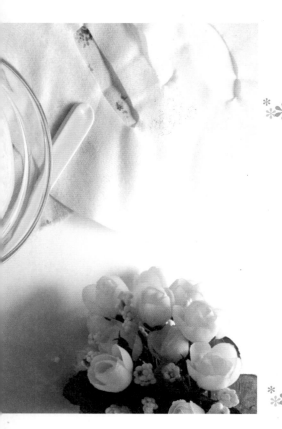

胡萝卜藕粉面膜

材料

■ 胡萝卜、藕粉、鸡蛋黄各适量

功效

■ 收紧松弛肌肤，保持肌肤的细腻柔软。

制作方法

■ 第1步：将胡萝卜放入榨汁机。
■ 第2步：再加入藕粉和鸡蛋黄一起搅打均匀即可。

使用方法

将调好的面膜直接涂在脸上，待面膜干后，用温水洗净。

▌芹菜瘦脸面膜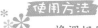

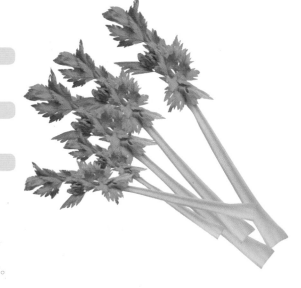

材料

■ 芹菜、西柚各适量

功效

■ 清洁、紧致肌肤，迅速瘦脸。

制作方法

■ 第1步：西柚去皮，取果肉；芹菜洗净。
■ 第2步：芹菜、西柚果肉放入榨汁机中榨汁，去渣取汁。

 使用方法

　　将调好的面膜均匀地涂抹于脸部，15分钟后用温水洗净。

▌苹果瘦脸面膜

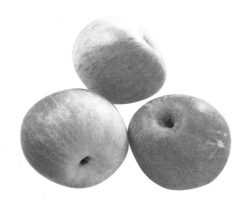

材料

■ 苹果、淀粉、矿泉水各适量

功效

■ 收紧松弛肌肤，改善脸部水肿现象。

制作方法

■ 第1步：苹果加矿泉水打汁，过滤汁液。
■ 第2步：汁液中加入淀粉调成糊状即可。

使用方法

　　将调好的面膜均匀地涂抹于脸部，15分钟后用温水洗净。

美颈瑜伽

——让你拥有迷人美颈

由于颈部皮脂腺分泌不足，不易保持肌肤的水分，所以容易造成颈部皮肤松弛及出现颈纹。颈部好比女人的年轮，易暴露出女人的真实年龄，可是颈部却又恰恰是我们日常护理中经常会忽略的一个重要环节。

通过瑜伽动作，细致呵护你的颈部吧！美化颈部曲线，让你的年龄成为秘密，大大提升你的整体气质，拥有美如天鹅的纤长美颈。

单臂颈部舒展式

难易程度：★☆☆☆☆

1 双腿盘成莲花坐状；脊椎挺直，右手自然地垂放于地面；吸气，左臂向上伸直，贴近耳际。

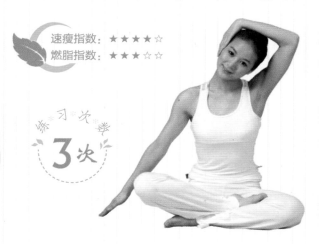

练*习*次*数

3次

2 呼气，弯曲左臂，将左手放于右耳处，并将头部朝左下方压低，使头部偏向左肩，体会颈部右侧被拉伸的感觉。

3 然后以同样的方法做反方向的动作。

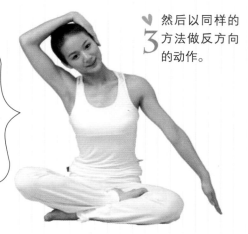

减肥功效

※ 该式通过伸展颈部的肌肉，加强颈部的血液循环，将老废物质排出体外，从而达到改善双下巴和颈纹、美化颈部曲线的效果。

其他功效

※ 此套动作在美化颈部曲线的同时，还能有效地帮助缓解颈部肌肉紧张、放松背部肌肉和舒展肩关节。

速瘦指数：★★★★☆
燃脂指数：★★★☆☆

美人小妙招

日常生活中保护颈部的四种方法
1.站立时抬头挺胸。
2.久坐时戴好护颈枕。
3.睡觉时选择高度与自己的拳头高度一致的枕头，平躺着休息最保颈。
4.经常游泳和放风筝可预防颈椎病。

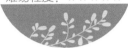

颈部画圈式

难易程度：★☆☆☆☆

减肥功效

❋ 颈部画圈式的动作，能有助于锻炼颈部的所有肌肉，从而起到防止肌肉松弛、美化颈部曲线的效果。

其他功效

❋ 久坐于电脑前的上班族，常做此套动作，可有助于缓解颈肩部位的疲劳。

速瘦指数：★★★★☆
燃脂指数：★★★★☆

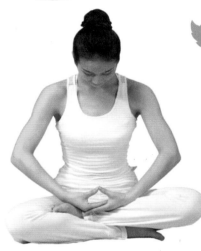

1 双腿自然盘起，脊椎挺直。双手大拇指相对，其他四指相叠，头部下低，全身放松。

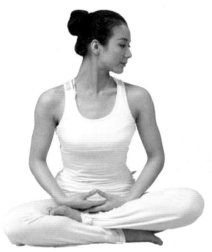

2 以颈部带动头部缓慢地朝左画圈。

休息10秒

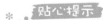

贴心提示

❋ 练习此套动作时，注意动作需轻柔且缓慢，不要让颈部肌肉过于劳累，避免造成颈部的损伤。

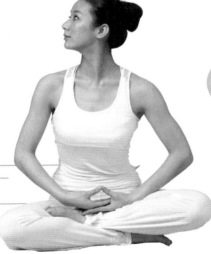

3 转动一圈后，休息10秒钟。然后重复另一侧的动作。

鱼式

难易程度：★★☆☆☆

减肥功效

❋ 鱼式动作使颈部的肌肉得到充分伸展，有助于重塑颈部美丽曲线，还能美化下巴和胸部的线条。

其他功效

❋ 有助于促进内分泌循环，改善月经不调等疾病，还能刺激胰脏，促进消化，从而起到改善便秘的功效。

❋ 能刺激甲状腺、扁桃体，有助于改善哮喘和支气管炎，还可预防感冒。

速瘦指数：★★★★☆
燃脂指数：★★★★☆

练*习*次*数
3次

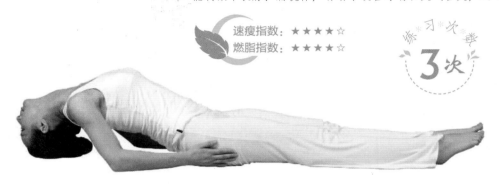

1 取平躺的姿势，双腿并拢，膝盖伸直，脚尖朝远处延伸。双手放于身体两侧。手肘弯曲，用力按着地面，将头部、胸部和腹部挺起，使背部拱起。胸腔放松，头部后仰下垂，轻轻顶在地面上。将全身的重心放于手肘上，尽量保持深呼吸，让胸腔及腹腔得到扩展。意识集中于颈部，体会下巴、颈部和胸前肌肉的伸展。恢复时先将头部慢慢地抬起，背部缓慢地放到地面上。然后抖动肩膀，消除肩部的紧绷感。

❋ 贴心提示

练习鱼式动作时，体会伸展的部位是在上背部，请勿将颈部往前凹，否则容易使颈椎受伤，十分危险。如果练习者无法将背部拱起来，可以取仰卧的姿势，双手往头部上方伸直，手心朝上，尽量停留即可。

美人小妙招

居家颈部增白法

夜间沐浴后，先将软肤霜涂抹于颈部，再用黄瓜汁或柠檬汁擦涂。颈部如有斑点，可将蘸取了30%过氧化氢溶液的纱布折叠几层后，敷在色素沉积的部位，五分钟后揭去，再涂抹上营养霜或橄榄油。也可以在土豆泥中加入鸡蛋清与植物油，搅拌均匀后趁热涂敷在颈部。每周进行4次即可，坚持使用可令颈部肌肤变得细腻白嫩。

乌龟式

难易程度：★★☆☆☆

减肥功效

※ 练习此套动作时，颈部会向前与向后舒展，颈前肌肉和颈后肌肉都会受到拉伸，能有助于消除颈前和颈后的多余脂肪，起到塑造颈部纤细曲线的效果。

其他功效

※ 乌龟式的动作能使脊椎得到舒展和活化，从而起到预防颈椎疾病的效果。

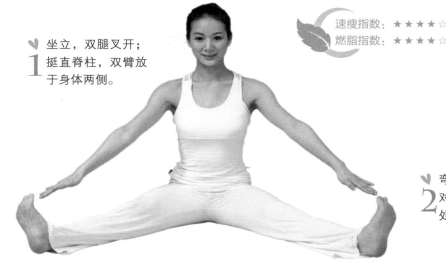

速瘦指数：★★★★☆
燃脂指数：★★★★☆

练习次数
2次

1 坐立，双腿叉开；挺直脊柱，双臂放于身体两侧。

2 弯曲双膝，小腿向内收回，两脚心相对；弯曲双臂，将双手放于两侧膝盖处，保持脊柱挺直。

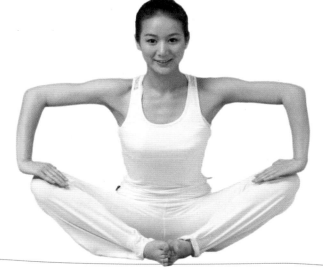

※ 贴心提示

注意躯干在下压的过程中，臀部不可离开地面。

在后仰的过程中，双臂可同时按压双膝，给颈部、肩部和背部创造反作用力，便于将动作做得更到位。

颈部和脊椎是练习中比较容易受伤的部位，因此需掌握好力度，避免受伤。

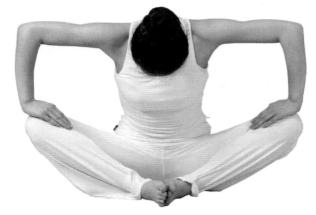

3 吸气，头部下低，感受气息流遍全身。

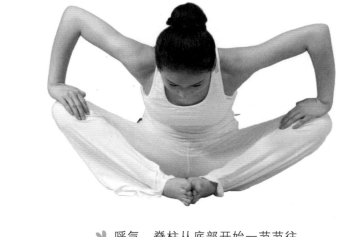

4 呼气，脊柱从底部开始一节节往前推送，上体前屈。

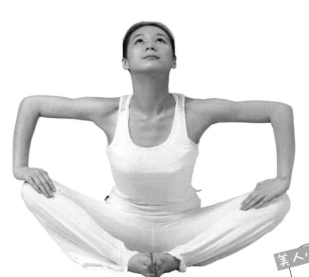

5 吸气，将上身慢慢抬起，头部后仰，使前颈的肌肉得到伸展。

美人小妙招

美颈饮食法

鱼虾、动物肝脏、蘑菇、酵母、木耳、花粉等都是很好的美颈食物，经常食用可有助于颈部的健美和皮肤的白嫩。坚持每天服用800毫克核酸，可抑制皮肤色素沉着。坚持服用一个月后，颈部皮肤会变得细致白嫩。避免吸烟和喝酒，否则会刺激皮肤，导致颈部肌肤加速老化。

犁式

难易程度：★★★☆☆

减肥功效

※ 此套动作有助于紧致颈部肌肤。

其他功效

※ 有益于肝脏、肾脏、脾脏、胰脏、内分泌腺体和生殖器官。
※ 能刺激腹部脏器，起到改善便秘的作用。
※ 有助于改善头痛、胃胀气、痔疮、牙痛、粉刺、糖尿病、月经不调等症状。

练习次数 **3**次

速瘦指数：★★★★☆
燃脂指数：★★★☆☆

1 取平直仰卧的姿势，双手放于身体两侧，掌心朝下，做3~5个呼吸放松。保持双腿并拢，双膝伸直，手掌用力向地板按压，收缩腹部肌肉，使双腿离开地面向上举起，双腿与躯干呈直角。

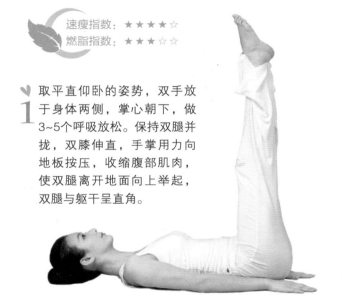

2 将双腿朝后伸展，直至双脚伸过头部后方，臀部和下背部应离开地面，双手轻轻托住臀部。

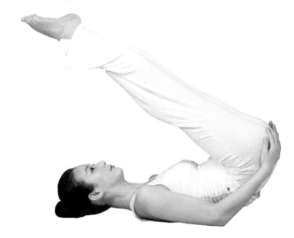

3 双腿继续朝后伸，并向下降，脚趾触碰地面，弯曲手肘，用上臂来支撑躯体的重量，双手扶住腰部，指尖朝上。保持5~10个呼吸后，将双手收回身体两侧，双腿伸直，慢慢展开身体，直到臀部放回到地面。

贴心提示

初学者或患有颈椎疾病的人可在头后面放一把椅子，将双脚放于椅子上，不必过于勉强。当背部肌肉变得更柔韧时，则可以降低椅子的高度，直到脚趾能碰到地板为止。

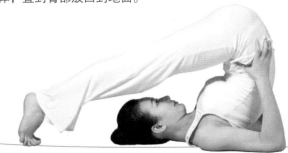

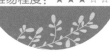

颈部
拉伸式

难易程度：★★★☆☆

减肥功效

✳ 此套动作有助于收紧颈部肌肉，美化颈部曲线。

其他功效

✳ 颈部拉伸的动作使前颈的肌肉得到拉伸和舒展，后颈的肌肉得到放松。同时也有助于脊柱得到舒展，改善颈椎病。

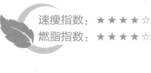

速瘦指数：★★★★☆
燃脂指数：★★★★☆

练习次数
3次

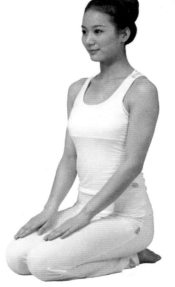

1 身体呈坐姿，双手放于大腿上方，两眼平视前方。

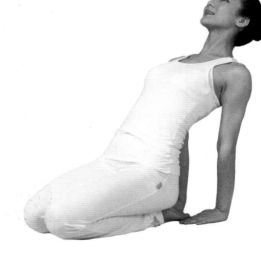

2 上身微微向后倾，双手掌心撑地且指尖朝内。

保持**5**秒

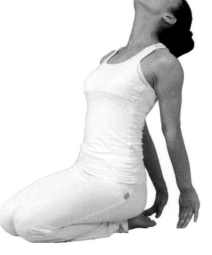

3 吸气，胸部向上挺，掌心离地，指尖触地。呼气，头部朝后下方低，体会颈部前侧的伸展。保持此动作5秒钟。

 贴心提示

✳ 在做头部下低的动作时，应动作缓慢，以免颈椎受到损伤。

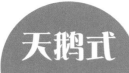

天鹅式

难易程度：★★★☆☆

减肥功效

✳ 颈部舒展的动作有助于消除颈纹，从而达到美化和拉长颈部的功效。此外，还能起到消除颈部肌肉疲劳的功效。

其他功效

✳ 有助于舒展背部肌肉和胸肌。

✳ 释放腰腹部多余能量，美化腰腹部曲线。

速瘦指数：★★★★☆
燃脂指数：★★★★☆

★注意

练习时应保持颈部伸长和肩膀下垂。如果感觉下背有压迫感，应尽量收紧腹部。

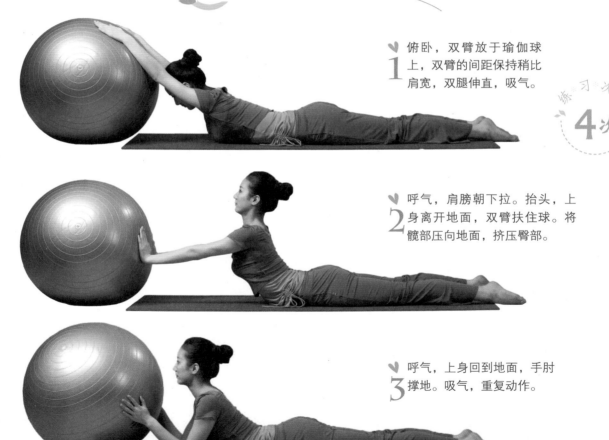

1 俯卧，双臂放于瑜伽球上，双臂的间距保持稍比肩宽，双腿伸直，吸气。

练习次数 4次

2 呼气，肩膀朝下拉。抬头，上身离开地面，双臂扶住球。将髋部压向地面，挤压臀部。

3 呼气，上身回到地面，手肘撑地。吸气，重复动作。

自制护肤颈膜

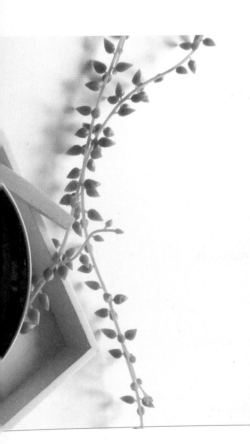

▎蛋黄橄榄油颈膜

材料

■ 蛋黄3个，橄榄油15克

功效

■ 令颈部肌肤光滑细嫩，修护干燥肌肤，防止肌肤老化。

制作方法

■ 将蛋黄和橄榄油混打在一起，直至起泡即可。

❋ 使用方法

　将混合物敷在颈部，15分钟后用清水洗净即可。

▎果蔬汁颈膜

材料

■ 黄瓜半根，番茄一个，苹果半个

功效

■ 去除颈部陈旧角质和死皮，保湿肌肤。

制作方法

■ 用果汁机将黄瓜、番茄、苹果榨汁。

❋ 使用方法

　用颈膜纸泡汁后敷在颈部，15分钟后用温水洗净。

珍珠粉牛奶颈膜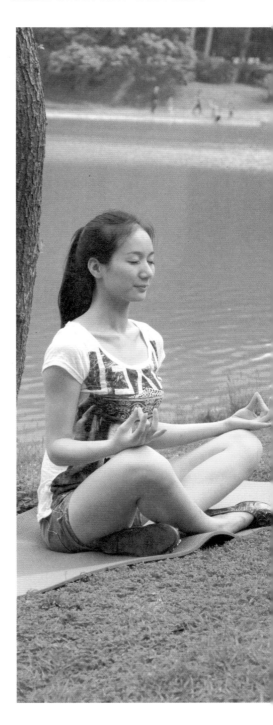

材料

- 珍珠粉3克，面粉10克，牛奶15克

功效

- 滋润美白颈部肌肤。

制作方法

- 将珍珠粉、面粉、牛奶充分搅拌均匀即可。

使用方法

将混合物敷在颈部，涂后要用保鲜膜包裹住，并在外面敷一条热毛巾，15分钟后用温水洗净即可。

土豆橄榄油颈膜

材料

- 土豆1个，橄榄油15克

功效

- 滋润颈部肌肤，令肌肤细致美白。

制作方法

- 将土豆蒸熟、捣泥，在土豆泥加入橄榄油搅匀即可。

使用方法

趁热涂抹在颈部，待冷却后洗净即可。

美肩瑜伽

—简单的瑜伽操，塑出美人肩

肩是女人的性感部位之一，女性随着年龄的增长，衰老不仅仅体现在脸部，在身体的各个部位都会出现老化现象。若人们长期保持同样的姿势，容易造成肩颈肌肉酸痛，加速肩颈的衰老程度，出现皱纹、干燥等皮肤状况。

本小节分享一套肩部瑜伽操，帮助你放松紧绷的肌肉神经，减轻肩部压力，舒缓肌肉酸胀，轻松保养肩部，还你性感美肩。

肩部延展

难易程度：★★☆☆☆

减肥功效

※ 此套动作通过拉伸与伸展肩部肌肉，能起到美化肩部曲线的效果。

其他功效

※ 肩部延展的动作能舒缓肩部疲劳，使肌肉放松，增加肩部的柔软度和灵活度。

速瘦指数：★★★★★
燃脂指数：★★★★☆

1 跪坐，臀部坐于小腿上，背部挺直，双臂放于身体两侧，五指张开。

2 双臂向上抬，并向背后弯曲。

练习次数 1次

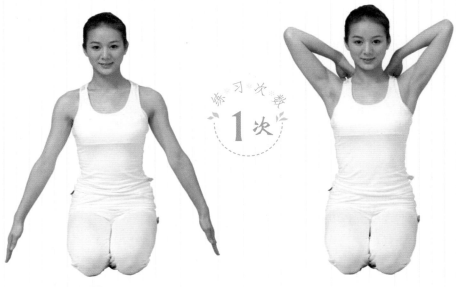

贴心提示

动作完成后，可闭眼休息15秒钟，此时会感觉一股舒畅的能量在肩部环绕，从而起到镇静的效果。

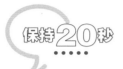

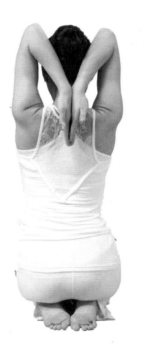

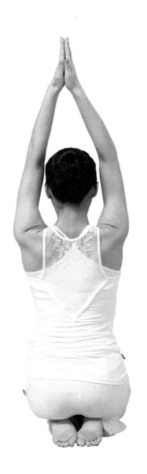

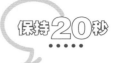

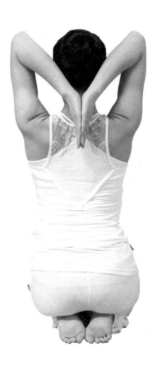

3 双手手背于颈后相贴，保持20秒钟。

4 双臂上举过头部，双手掌心于头顶处相贴。

5 保持掌心相贴，双手回到后颈处，双臂夹紧双耳。保持此动作20秒钟。

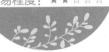

展臂后屈式

难易程度：★★☆☆☆

减肥功效

❋ 此套动作能拉伸肩部肌肉，从而起到去除肩部多余赘肉的作用。

其他功效

❋ 此套动作能伸展手臂和腹部的肌肉，恢复平坦的小腹和修长的双臂。还可以锻炼脊柱，使脊柱变得更加柔软和灵活。

速瘦指数：★★★★☆
燃脂指数：★★★☆☆

练习次数 **4**次

保持**10**秒

★注意

初学者在做背部向后弯曲的动作时，千万不要勉强，做到自己的极限就行，以免使脊柱受到损伤。

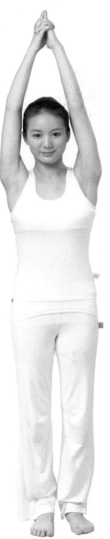

1 站立，脊柱挺直，双腿并拢，双手向上伸展，放于头部两侧，双手交叉抱拳，食指指向上方，眼睛直视前方。

2 吸气，双臂和上身向后伸展。呼气，保持背部弯曲，双腿不动。保持此姿势10秒钟后慢慢还原，恢复站立姿势，手臂放松。

美人小妙招

精致的肩部保养经

沐浴完毕后可以涂抹适量的身体乳液进行按摩，深层滋养肩部，令肩部皮肤细致无暇。也可以经常泡澡，这样能够促进血液循环，加快新陈代谢。

使用去角质产品，按由内到外、由下到上的方向按摩肩部肌肤，轻柔去除肩部角质，能让肩部肌肤看起来清透美白，防止肌肤老化。

外在的补水是远远不够的，还需要自身内在的补水，每天喝适量的水，补充肌肤所需的水分，这样才能由内而外滋润肌肤。

肩旋转式

难易程度：★★☆☆☆

减肥功效

* 此套动作专门针对肩部锻炼，能有效帮助去除肩部的赘肉。

其他功效

* 肩部旋转的动作还能有效消除肩部酸痛的症状。

练习次数
3次

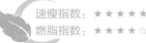

速瘦指数：★★★★★
燃脂指数：★★★★☆

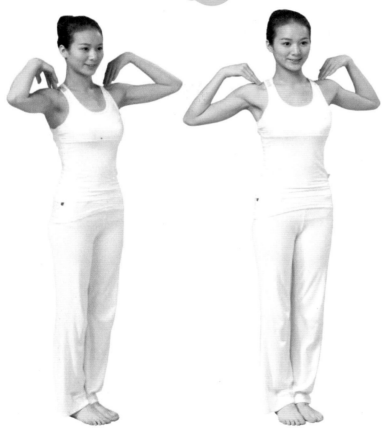

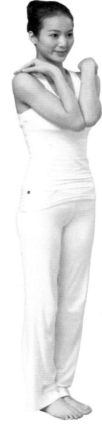

1 站立，脊柱挺直，双腿并拢。双手抬起，将双手指尖轻轻放于肩部上方，保持双臂与地面平行。

2 吸气，手肘带动整个手臂向上向后伸展，尽量保持双肩打开。

3 呼气，双肘带动手臂向下向前伸展，手肘靠拢，双肩尽量向内收。保持平稳呼吸，然后放松手臂，回到初始动作。

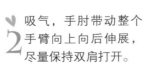 贴心提示

　　在练习过程中应保持头部与身体不动，练习时尽量用手肘画最大的圆圈，才能更有效地拉伸肩部肌肉。

塌式

难易程度：★★★☆☆

减肥功效

※ 此套动作能使颈部和肩部肌肉得到很好的伸展，从而消除这两个部位后侧多余的赘肉。

其他功效

※ 塌式动作不仅能锻炼肩部和颈部的肌肉，还能使双腿和脚踝的肌肉得到锻炼，同时还有益于增强肺部功能。

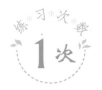

练*习*次*数
1次

速瘦指数：★★★★☆
燃脂指数：★★★★☆

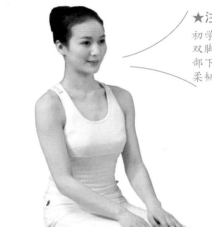

★注意

初学者如果臀部无法完全坐于双脚之间的垫子上，可以在臀部下方垫一块毯子，直至腿部柔韧性变好之后再去掉毯子。

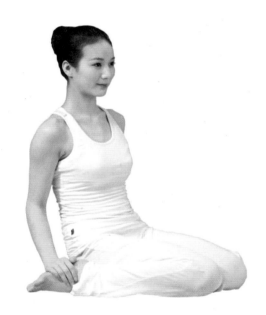

❥ **1** 坐立，双脚打开，双膝并拢，臀部坐于双脚之间的垫子上，双手放于膝盖上，眼睛直视正前方。

❥ **2** 将双手移至两脚掌上，手心贴着脚掌心，身体慢慢向后倾，手肘弯曲。

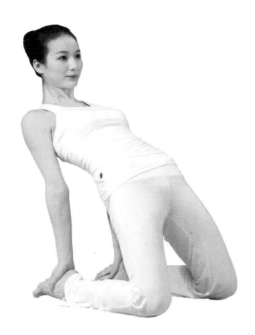

保持**40**秒

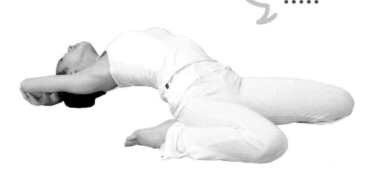

吸气，双手用力撑起上身，臀部离
3 开垫子，背部和胸部慢慢抬高。

呼气，身体弯曲呈弓形，头顶着地，双
4 手放开脚掌，交叉互握另一只手的手
肘，放于头部后方。

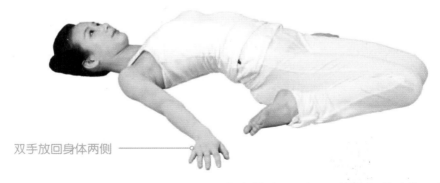

双手放回身体两侧 ————

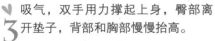

保持呼吸平稳，坚持步骤4的动作40秒钟，然
5 后慢慢放下背部，使上半身完全贴放于垫子
上，双手放回身体两侧，然后放松全身。

蛇王式

难易程度：★★★☆☆

减肥功效

※ 此套动作能伸展肩部和背部的肌肉，消除肩部多余的脂肪。

其他功效

※ 蛇王式中拉伸颈部的动作，也有助于美化颈部曲线。此外，该体式使腰腹部也得到加强。

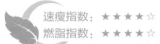

速瘦指数：★★★★☆
燃脂指数：★★★★☆

练习次数 5次

1 俯卧在瑜伽垫上，双腿伸直并拢，双臂弯曲于肩两侧，掌心贴地，下颚触地。

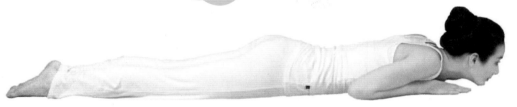

2 吸气，将手臂慢慢伸直，用力使胸部和腰部抬起，头部慢慢向后仰，保持双腿紧贴着地面。

3 呼气，双膝向上弯曲，小腿尽量靠近大腿后侧，脚尖向上勾，对着头顶，上身尽量向后伸展。保持姿势数秒钟后，慢慢回到初始动作。

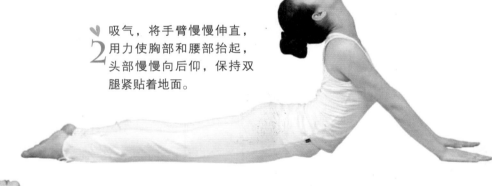

贴心提示

※ 如果身体的柔韧性不够，小腿稍做弯曲即可，以免造成肌肉拉伤。

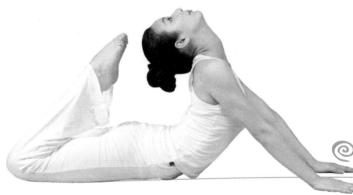

减肥功效

❋ 此套动作能伸展肩部和背部的肌肉，使肌肉更具有弹性。

其他功效

❋ 使腰腹部的肌肉得到拉伸，有助于强化腰腹部的肌肉力量。

练习次数
3次

速瘦指数：★★★★☆
燃脂指数：★★★☆☆

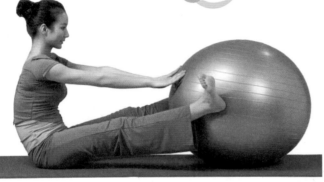

1 坐立，双腿伸直，将球夹于双腿中间。双手扶球，吸气。

2 上身挺直，手臂微微上举，保持与肩膀平行。

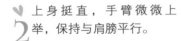

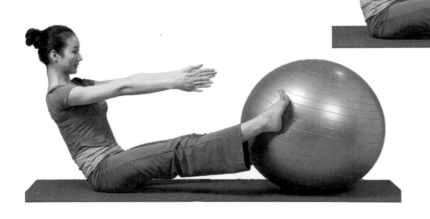

3 双腿夹球，吐气。上身缓缓向后仰，手臂动作保持不变，保持均匀呼吸。

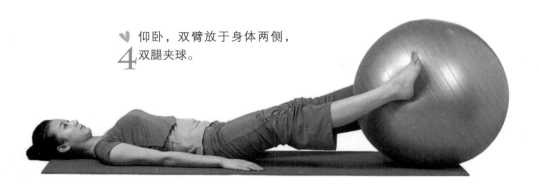

4 仰卧，双臂放于身体两侧，双腿夹球。

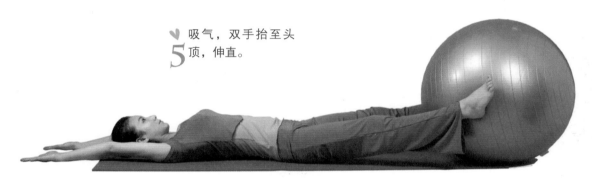

5 吸气，双手抬至头顶，伸直。

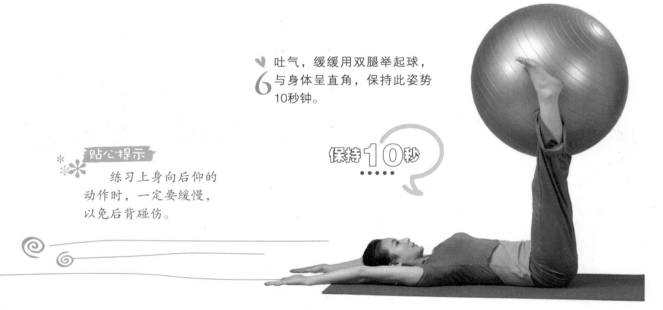

6 吐气，缓缓用双腿举起球，与身体呈直角，保持此姿势10秒钟。

保持10秒

✲ 贴心提示

练习上身向后仰的动作时，一定要缓慢，以免后背碰伤。

DIY 肩部护理方案

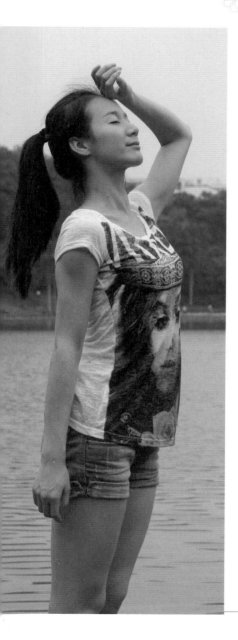

美白细致肩部肌肤

材料

- 细砂糖1勺，橄榄油2勺

功效

- 砂糖具有去除角质的按摩作用，而橄榄油具有锁水功能，二者合用，能细致毛孔，减少色素沉淀。

制作方法

- 将细砂糖和橄榄油混合均匀即可。

使用方法

将混合物敷于干净的肩部，轻轻按摩，15分钟洗净即可。每周三次。

抵抗肩部肌肤衰老

材料

- 橄榄油、洋槐蜜各适量

功效

- 细致、美白肩部肌肤，抵抗肌肤老化。

制作方法

- 将橄榄油加热到37℃左右，按2:1的比例缓缓注入洋槐蜜。

使用方法

趁热把纱布浸于油中，覆盖在肩部敷20分钟即可。

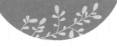

丰胸瑜伽

——塑造胸部优美线条

拥有丰满诱人的双峰是每个女性的梦想。丰满坚挺的胸部能提升女性的魅力值和自信指数。

本小节介绍一套丰胸瑜伽操，帮助你修炼性感的胸部曲线，通过锻炼胸部的肌肉而让胸部变得紧实挺拔。只要坚持练习，一定能让你拥有傲人的美胸，做一个绝对的挺胸美人！

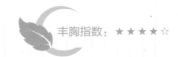

牛面式

难易程度：★★★☆☆

练习次数
4次

减肥功效

※ 活动肩部关节，扩张胸部，从而起到美化胸部曲线和增大胸围的作用。

其他功效

※ 牛面式可以矫正背部歪斜的症状和缓解肩部疼痛。

※ 还可以增强双腿肌肉的柔软性和弹性。

※ 可以有效地活动趾关节、肘关节、肩关节、脚趾、踝关节、膝盖以及臀部关节。同时，与各部关节相关联的所有肌肉、神经也便会自然而然地随之强健、活化并恢复正常。

丰胸指数：★★★★☆

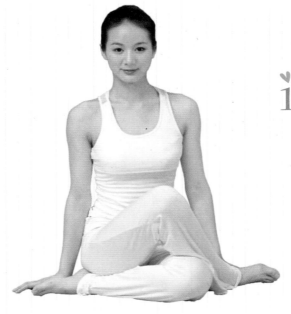

1 保持自然呼吸。取跪坐姿势，臀部坐于两脚跟上，背部挺直。呼气，上身向前倾，双手撑地，将臀部向上抬。左脚向前绕过右膝，放在右腿的外侧，使双膝叠在一起。呼气，臀部下压，回到两脚间，保持背部挺直。

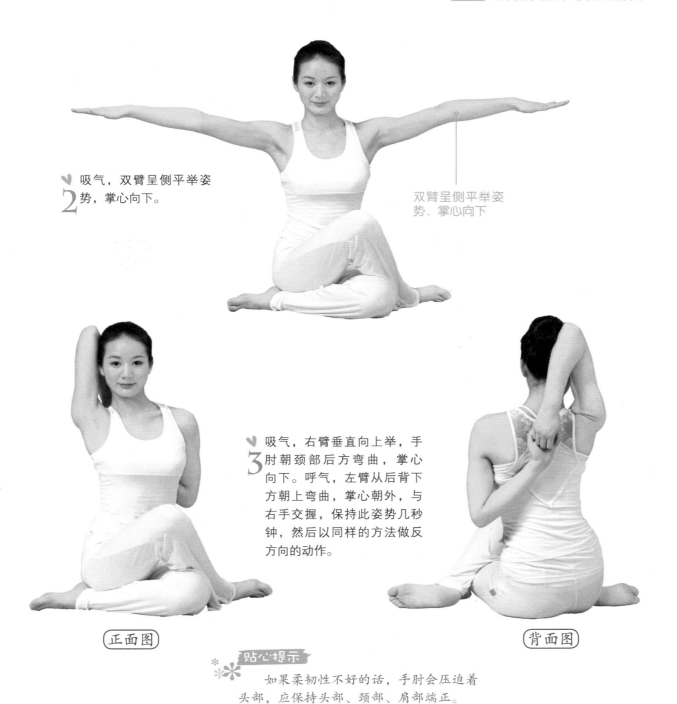

2 吸气，双臂呈侧平举姿势，掌心向下。

双臂呈侧平举姿势，掌心向下

3 吸气，右臂垂直向上举，手肘朝颈部后方弯曲，掌心向下。呼气，左臂从后背下方朝上弯曲，掌心朝外，与右手交握，保持此姿势几秒钟，然后以同样的方法做反方向的动作。

正面图

背面图

贴心提示

如果柔韧性不好的话，手肘会压迫着头部，应保持头部、颈部、肩部端正。

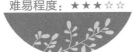

伸展式

难易程度：★★★☆☆

减肥功效

※ 此套动作能锻炼胸肌，从而起到健美胸部的作用。

其他功效

※ 还能矫正驼背，提气养神。

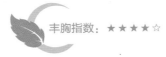

丰胸指数：★★★★☆

练*习*次*数
3次

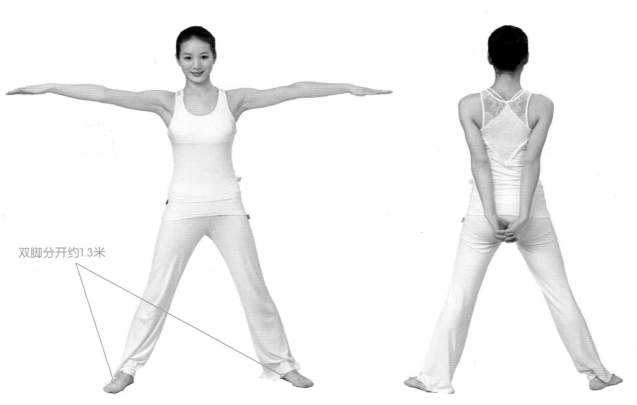

双脚分开约1.3米

1 站立，双脚分开约1.3米，双臂侧平举，双脚位于手掌正下方。背部挺直，保持稳定姿势。

2 呼气，手指于身后交叉。吸气，拉长腹部，挺胸，眼睛向上看。

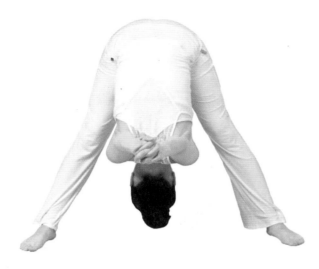

3 呼气，上身向前弯曲，头部位于双脚之间。肩膀放松，双手于身后向下方压，保持手臂伸直。

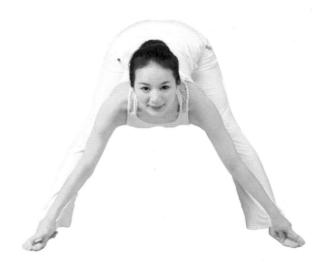

4 呼气，身体向前弯曲并伸展出去，用拇指和食指钩住大脚趾。吸气，挺胸，脊柱挺直，眼睛向前看。

★注意
应尽量使上臂和前臂形成一个直角。

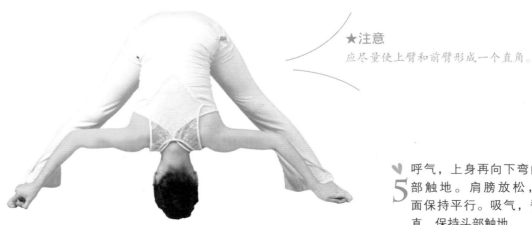

5 呼气，上身再向下弯曲，头部触地。肩膀放松，与地面保持平行。吸气，脊柱挺直，保持头部触地。

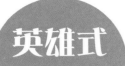

英雄式

难易程度：★★★☆☆

减肥功效

※ 扩张胸腔，健美胸部。

其他功效

※ 活动所有的大小关节，促进关节部位的血液循环，恢复关节的正常机能。

※ 减少腰腹多余的脂肪。

※ 增强人的平衡感及集中注意力的能力。

丰胸指数：★★★★☆

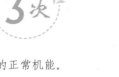
练*习*关*数
3次

保持20秒

1 站立，脊柱挺直，左腿向前迈一大步，吸气，双臂伸直上举。

2 呼气，左膝弯曲，保持左大腿和左小腿呈直角，后腿伸直，脚跟着地，头部向后仰，眼睛看着手。扩展胸部，保持自然呼吸。保持此姿势20秒之后，恢复至初始动作，再以同样的方法做反方向的动作。

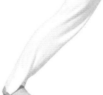

美人小妙招

丰胸小方法，修炼做人美胸

吹气球能够帮助锻炼胸部肌肉，增加肺活量，促进人体新陈代谢。吹气球时需要深呼吸，其实这也是扩胸运动，能锻炼胸肌，从而让胸部变得坚挺丰满。

每周游泳1~2次对健美乳房具有极大的益处，能使胸肌变得格外发达，也能塑造迷人的胸部性感曲线。

临睡前热敷两侧乳房5分钟，用手掌由左至右按摩乳房周围20次。乳房按摩能促进性腺分泌激素，使卵巢分泌雌激素，从而促进乳腺发育。

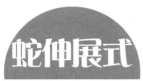

蛇伸展式

难易程度：★★★☆☆

减肥功效

❋ 扩展胸肌，有助于美化胸部线条。

其他功效

❋ 增强深呼吸能力。

❋ 有助于强化腰部、背部和臀部的肌肉。

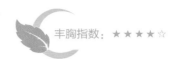

丰胸指数：★★★★☆

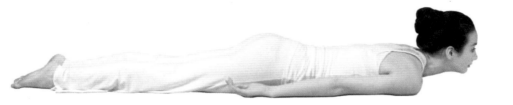

练习次数 **5** 次

1 俯卧在地，双臂放于身体两侧，保持平稳呼吸。

保持**10**秒 •••••

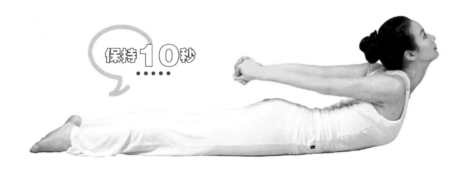

2 双手于身后十指交叉，双臂伸直，尽量扩展胸部。吸气，将上身离开地面，头部向后仰，保持此姿势10秒钟。呼气，身体慢慢回到初始动作。

美人小妙招

营养食物，吃出美胸

1. **胶质类**　可增加脂肪组织，促进乳腺发育。可多吃海参、鸡脚、猪脚、猪尾巴、蹄筋类、木耳等。

2. **海鲜类**　含丰富的锌，可刺激性荷尔蒙，帮助丰胸。可多吃蛤蜊、牡蛎、蚵、虾子等。

3. **蔬菜、水果**　能维持营养充足，调理气血。多吃所有的莴苣类蔬菜，以及玉米、地瓜叶、马铃薯、番茄、山药、红萝卜、小麦草、茄子、花椰菜、木瓜、香蕉、水蜜桃、苹果等。

4. **肉类**　蛋白质丰富，有助于胸部更丰满。可多吃牛肉、鱼肉、鸡肉等。

❋ 贴心提示

当完成动作时，应尽量扩展胸部和夹紧臀肌。

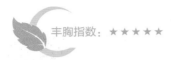

**跪式
后弯成圈**

难易程度：★★★☆☆

减肥功效

❈ 美化胸部曲线，防止乳房下垂。

其他功效

❈ 有助于消除背部、颈部的疲劳。

练习次数
3次

丰胸指数：★★★★★

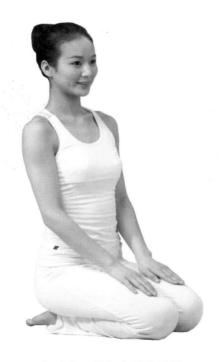

脊柱弯曲呈弧形 ————

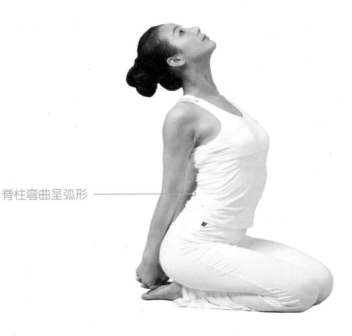

❤ 跪坐，臀部坐于脚后跟
1 上，双脚并拢，两脚心
朝上，双手轻轻放于大
腿上。

❤ 吸气，双手于身后握紧，舒展
2 胸部和肩部，眼睛向上看，脊
柱弯曲呈弧形。

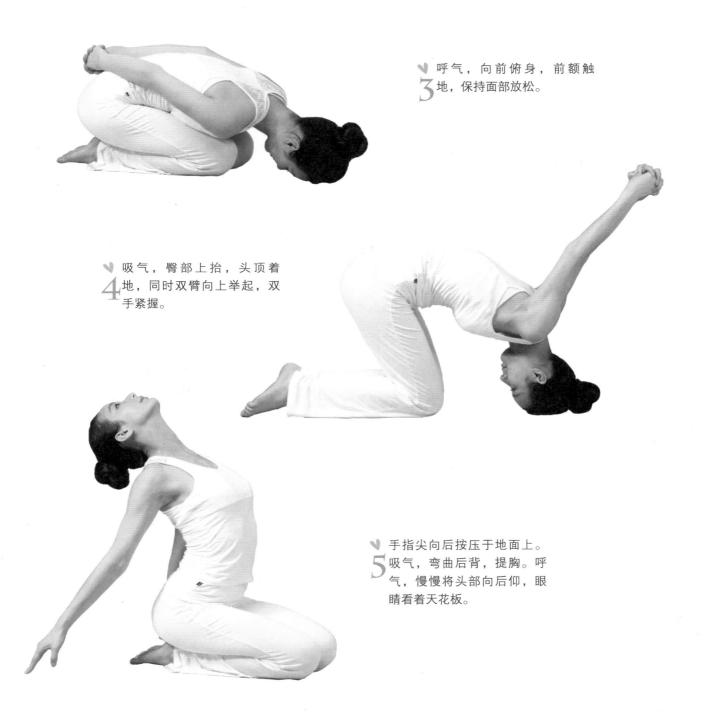

3 呼气，向前俯身，前额触地，保持面部放松。

4 吸气，臀部上抬，头顶着地，同时双臂向上举起，双手紧握。

5 手指尖向后按压于地面上。吸气，弯曲后背，提胸。呼气，慢慢将头部向后仰，眼睛看着天花板。

坐山式

难易程度：★★★☆☆

减肥功效
※ 扩展胸部，美化胸部曲线。

其他功效
※ 缓解肩部疼痛和僵硬感，增强肩部的灵活性。

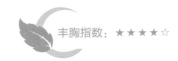

丰胸指数：★★★★☆

练习次数 **5**次

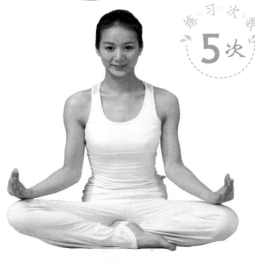

1 以莲花坐姿坐于瑜伽垫上，脊柱挺直，双手呈莲花指样放于双膝上。

2 双手十指交叉于胸前，吸气，双臂向上伸直，高举过头顶。翻转掌心，掌心朝上，尽量让双臂向上伸展。呼气，低头，尽量使下巴靠近锁骨。

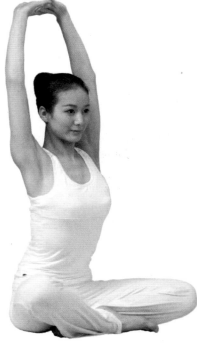

3 吸气，头部回到原位。呼气，双手慢慢松开。

美人小妙招

细节缔造完美胸形

长期穿过紧的内衣对胸部进行束缚，会导致胸部扁平、发育不良，不利于胸部的正常发展。所以一定要根据自己的罩杯选择合适的内衣，具有集中功能的内衣是首选。怎样判断内衣是否合适呢?告诉你一个正确的方法：戴上胸罩后，把肩带松开，如果胸罩依然紧贴没有松掉的迹象，那就说明你选择了一款合适的内衣，反之则不然。而选择有集中功能的内衣是为了帮助你塑造完美胸形，防止胸部下垂。

战士第二式

难易程度：★★★☆☆

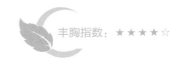

丰胸指数：★★★★☆

减肥功效

❋ 刺激胸部腺体，提高胸大肌的张力和弹性。

其他功效

❋ 使腰部肌肉得到锻炼，消除腰部多余脂肪。

❋ 减少腿部赘肉，增强腿部和背部肌肉的弹性。

❋ 按摩腹部脏器。

❋ 增强身体平衡感，使注意力更加集中。

练习次数 4次

1 正坐在球上，吐气，以腰部为支点，将上身朝左倾，左手放于左脚旁，吸气，右手慢慢放下，拉伸腰侧和肩膀肌肉。

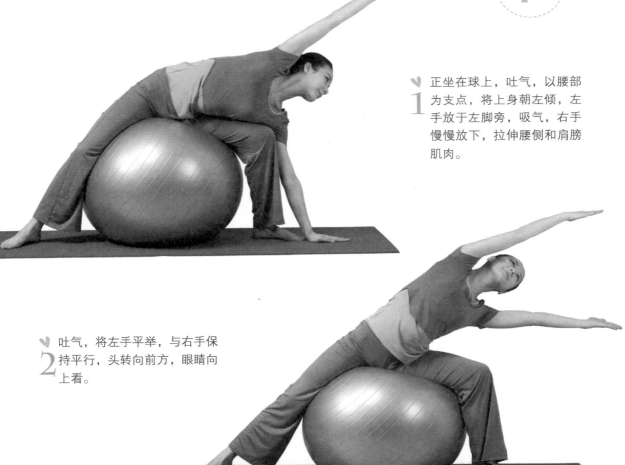

2 吐气，将左手平举，与右手保持平行，头转向前方，眼睛向上看。

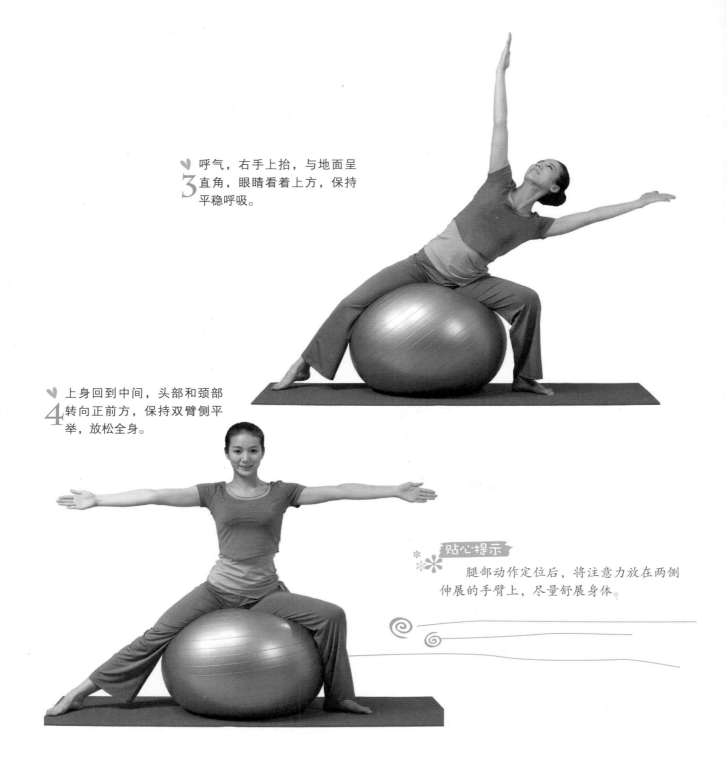

3 呼气，右手上抬，与地面呈直角，眼睛看着上方，保持平稳呼吸。

4 上身回到中间，头部和颈部转向正前方，保持双臂侧平举，放松全身。

贴心提示

腿部动作定位后，将注意力放在两侧伸展的手臂上，尽量舒展身体。

倚靠伸展式

难易程度：★★★☆☆

减肥功效

※ 伸展胸部肌肉，能有效防止胸部下垂，促进胸腔内的血液循环。

其他功效

※ 释放腰腹部多余能量，消除腰部脂肪。

※ 消除背部肌肉疲劳。

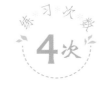 丰胸指数：★★★★☆

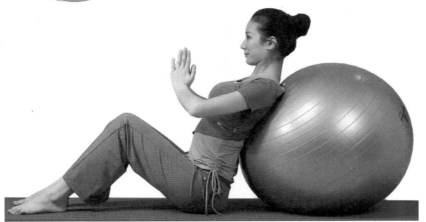

练习次数 **4次**

1 背部靠球，双膝弯曲。吸气，身体后倾，双手合十。

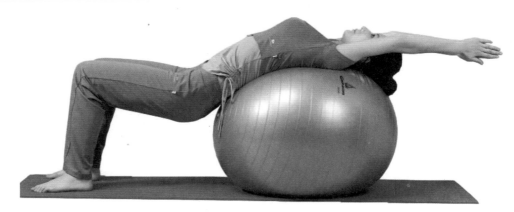

※ **贴心提示**

注意练习时不应仰头过久，否则容易头晕。练习时双脚应始终贴紧地面。

2 吸气，双手并拢向后伸直，肩部后仰，肩部和头部靠球。呼气时脚心向下用力，臀部离地，将球滚至肩背部，手臂尽可能地朝后伸展。

保持平稳呼吸，慢慢向后靠，
3 直至手背贴地。右脚踩地以保
持平衡，左腿伸直。

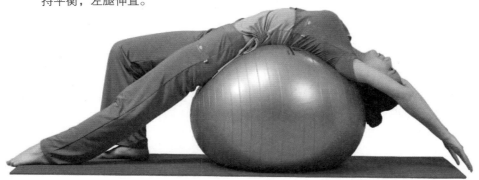

双脚掌贴地，将球慢慢移向上背部。双手向后伸
4 展，膝盖弯曲，移球直至臀部贴地，再回到步骤
1蹲姿即可。

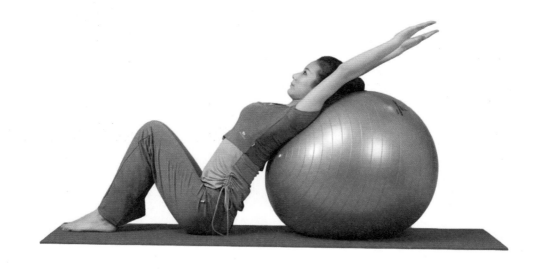

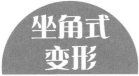

坐角式变形

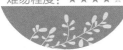
难易程度：★★★★☆

减肥功效

※ 坐角式变形的动作能充分地舒展胸大肌，增强胸肌弹性，有效防止乳房下垂。

其他功效

※ 此套动作还能起到美化手臂曲线的效果。

丰胸指数：★★★★☆

练习次数 **5**次

1 坐立，双腿向前伸直，背部挺直，双手放于腿上。

★**注意**
在练习中，双腿应伸直。双手肘关节不能弯曲，保持与地面垂直。

2 吸气，双腿张开。

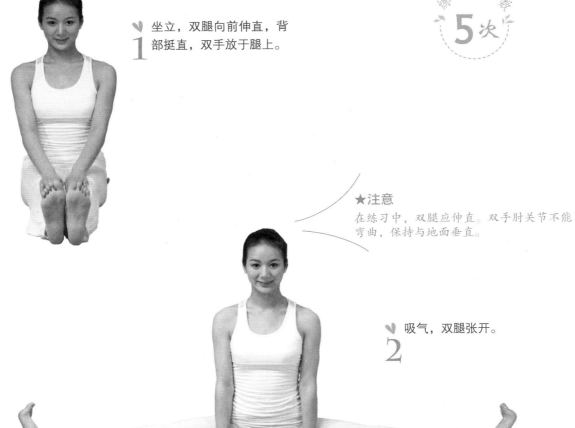

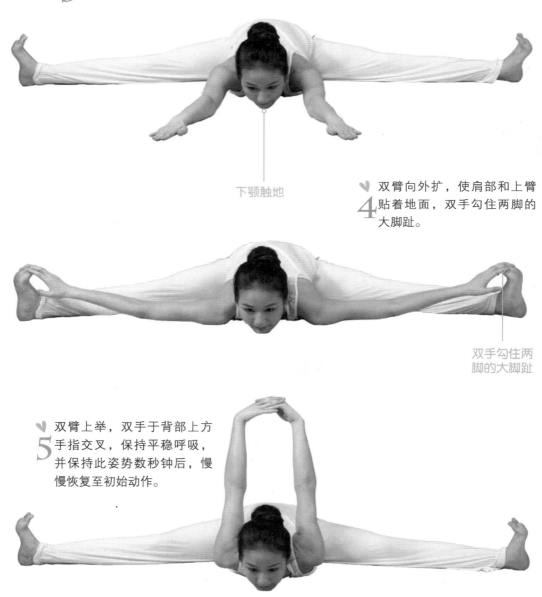

3 呼气，上身向前屈，双臂向前伸直，下颚触地。

下颚触地

4 双臂向外扩，使肩部和上臂贴着地面，双手勾住两脚的大脚趾。

双手勾住两脚的大脚趾

5 双臂上举，双手于背部上方手指交叉，保持平稳呼吸，并保持此姿势数秒钟后，慢慢恢复至初始动作。

瑜♡伽♡美♡人♡ 丰胸食谱

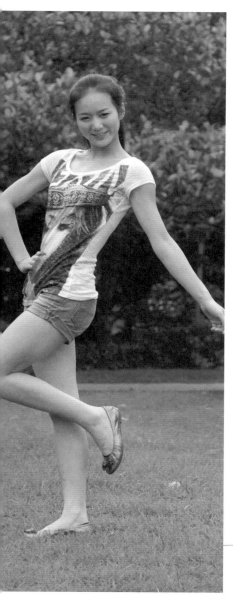

桂圆红枣茶

材料

■ 桂圆肉150克，红枣10粒

功效

■ 桂圆和红枣具有生津补血、滋阴补阳的功效。

制作方法

■ 将桂圆肉及红枣放入适量的水中熬煮，至桂圆肉膨胀即可，趁热饮用。桂圆肉及红枣皆可食用。

牛奶麦片

材料

■ 牛奶、麦片各适量。

功效

■ 牛奶中加入麦片，更富含蛋白质和钙质，是营养又健康的丰胸饮品。

制作方法

■ 将材料放入锅中，以小火慢慢拌煮约10分钟，待麦片煮熟即可。

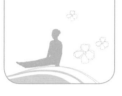

美背瑜伽

——美化背部，打造完美身段

柔滑、光洁、健美的背部，如同女人漂亮的面孔一样，是体现魅力的重要部位。女人的背部堪称"性感之丘"。每一个女人都有一种气场，女人的背散发的魅力是人体独有的。背部给人的感受最多的不是感观的冲击，而是女人身体本身的气场展现。如果疏于保养，则会令我们的整体形象大大减分。

本小节介绍一套美化背部的瑜伽操，助你一步步修炼背部美丽风景。

单腿背部伸展式

难易程度：★★★★☆

减肥功效
※ 美化背部线条。

速瘦指数：★★★★★
燃脂指数：★★★★☆

其他功效
※ 此套动作还具有刺激腹部器官，按摩腹部的功效。

练习次数 **4次**

1 坐立，双腿向前伸，双手放于身体两侧。左膝弯曲，左脚贴于大腿内侧，保持左膝盖贴紧地面。

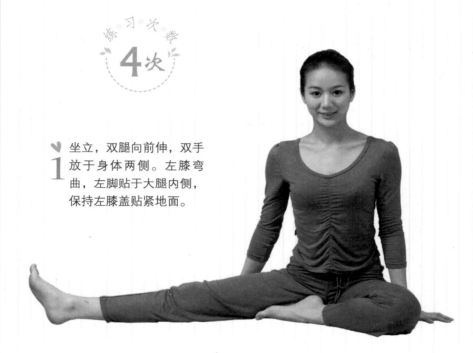

 贴心提示

初学者如果身体柔韧性不好而无法做步骤3、4双手抱住伸直腿部的动作，不可过于勉强，以免受伤。

2 吸气，双臂向上伸举，头部位于双臂之间。

3 呼气，同时放低双手。吸气，双手抱住右脚，挺胸，慢慢将腹部拉长，眼睛平视前方。

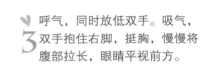

保持10秒

4 呼气，上身缓缓向下弯曲，双肘向外稍用力，以帮助上身下低，颈部放松，下巴朝膝盖靠拢，继续向下压，最终达到头触膝盖。保持此动作10秒钟。吸气，然后回到初始动作，以同样的方法练习另一边的动作。

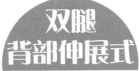

双腿背部伸展式

难易程度：★★★★☆

减肥功效

※ 充分使背部肌肉得到舒展，从而具有消除背部疲劳和减少背部赘肉的效果。

其他功效

※ 促进身体血液循环，刺激腹部器官。

练习次数
5次

速瘦指数：★★★★☆
燃脂指数：★★★★☆

1 坐立，双腿并拢，向前伸直，脊柱挺直，缓缓吸气，双臂向上举起，贴近双耳。

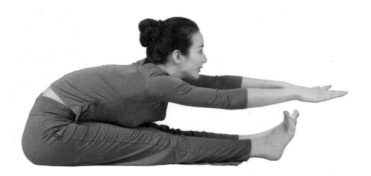

2 呼气，同时将上身缓缓向前伸展，保持双臂伸直，且与地面平行，胸腹部紧贴大腿。

 贴心提示

如果柔韧性不好，可以借助瑜伽带来完成动作。

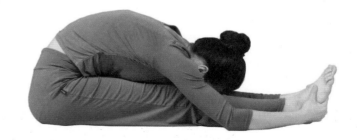

3 呼气，将上身向下压，双手十指交握，抱住双脚脚跟，将脸部贴紧小腿。闭上眼睛，将意志力放在眉心，保持平稳呼吸，保持姿势数秒钟。

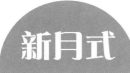

新月式

难易程度：★★★☆☆

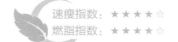

减肥功效

※ 双臂上举和上身朝后弯曲的动作能有效拉伸下背部肌肉，强化背部肌肉的伸展性和柔韧性，从而起到预防背部肌肉松弛的作用。

其他功效

※ 舒展臀部，增加脊柱的灵活性，也可以舒展胸部和心脏部位，刺激肾脏和肾上腺。

速瘦指数：★★★★☆
燃脂指数：★★★★☆

练习次数
4次

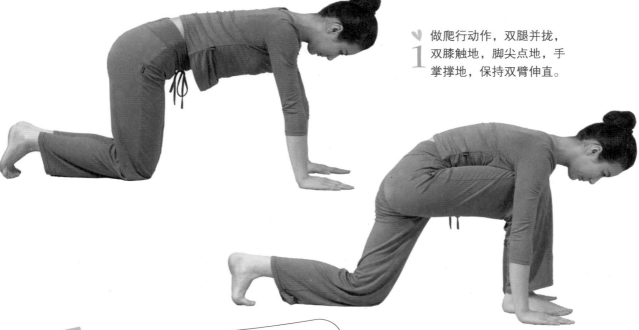

1 做爬行动作，双腿并拢，双膝触地，脚尖点地，手掌撑地，保持双臂伸直。

2 右腿向前跨一步，置于双臂之间，上身微微向前倾。

美人小妙招

美背保养正确步骤

1. 洗澡完毕，先用去角质产品保养背部肌肤。取适量的去角质产品，在背部以打圈的方式清除角质。

2. 在背后覆盖一层能盖住毛孔的敷泥，静待15分钟后将敷泥清洗干净。

3. 喷上身体化妆水，美背保养完成。

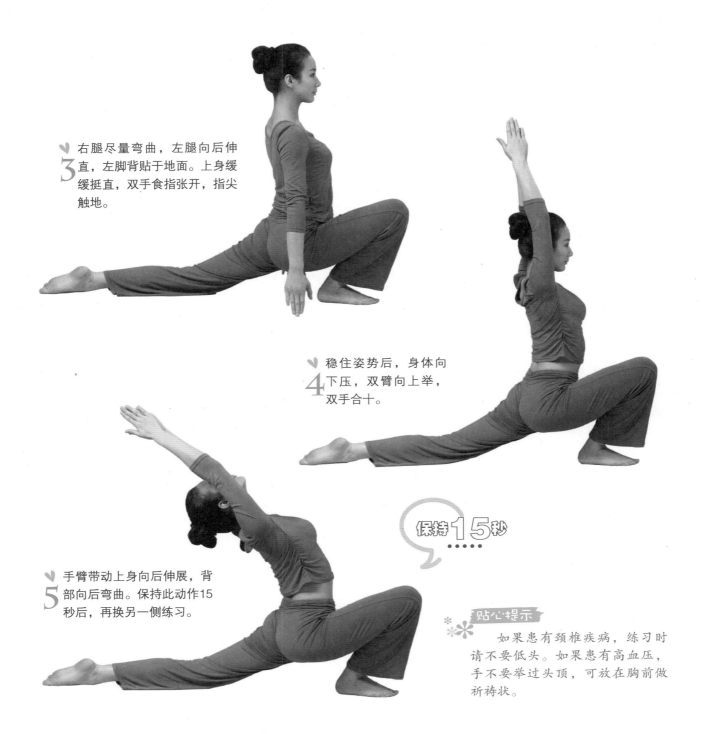

3 右腿尽量弯曲，左腿向后伸直，左脚背贴于地面。上身缓缓挺直，双手食指张开，指尖触地。

4 稳住姿势后，身体向下压，双臂向上举，双手合十。

保持15秒

5 手臂带动上身向后伸展，背部向后弯曲。保持此动作15秒后，再换另一侧练习。

※ 贴心提示

　　如果患有颈椎疾病，练习时请不要低头。如果患有高血压，手不要举过头顶，可放在胸前做祈祷状。

眼镜蛇式

难易程度：★★★☆☆

减肥功效

※ 深度伸展背部肌肉，拉伸整个背部线条，减少背部赘肉。

其他功效

※ 缓解坐骨神经痛。

※ 通过上腹部区域的伸展，缓解横膈膜压力，改善呼吸。

※ 缓解背部、肩部及脚踝处的僵硬。

※ 促进全身血液循环。

速瘦指数：★★★★★
燃脂指数：★★★★★

1 俯卧，双脚伸直并拢，脚背贴紧地面，下巴触地。手肘弯曲，双手放于肩膀下方。

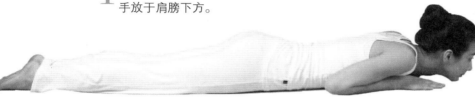

练习次数 **4次**

2 吸气，双臂伸直，将下颌慢慢抬高，头部后仰，上身离开地面，保持腹部以下的部位贴着地面，眼睛看着上方。保持平稳呼吸，保持此姿势数秒钟后放松身体。

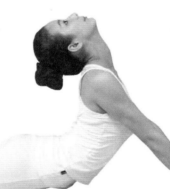

美人小妙招

性感美背养成法

1. 绿茶美背护理中的绿茶因子可以有效缩小背部毛孔，消炎杀菌，抵御紫外线。

2. 能量香薰可以有效地改善毛囊发炎的状况，排出毒素，一身清爽。

3. 深海海藻背部排毒护理，对舒缓紧张肌肤、延缓肌肤衰老、净白肌肤具有极佳效果，还有减肥、去脂的特殊功效。

贴心提示

※ 背部受伤的人可将双脚分开，从而减轻对背部的压迫。

练习时注意不可过于用力，以免受伤。

脊椎
前推式

难易程度：★★★☆☆

减肥功效

❋ 伸展背部肌肉，灵活脊柱，美化背部线条。

其他功效

❋ 按摩腹部脏器。
❋ 有助于缓解颈椎疼痛和腰部疼痛的症状。

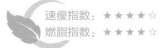

速瘦指数：★★★★☆
燃脂指数：★★★★☆

练习次数
4次

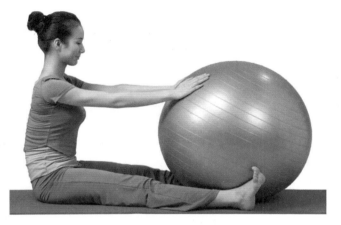

1 坐立，双腿伸直，将球夹于双腿中间，双手扶球，吸气。

2 呼气，双手推动球向前，身体向前完全俯下身，保持腰背挺直，腹部收紧，呼吸平稳。

3 吸气，将上身缓缓抬起，然后恢复至初始动作。

❋ **贴心提示**
初学者如果无法保持双腿伸直，可适量弯曲膝盖以舒缓肌腱。

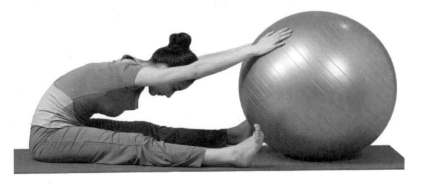

八·个·小·动·作 塑造迷人背部曲线

背部囤积的多余脂肪往往会影响背部的美观，那要怎么样才可以拥有美丽的背部曲线呢？下面就让我们来看看一些能在家中轻松锻炼的美背运动吧。

动作1

保持跪地姿势，双手撑地，向后抬起右腿，使其与身体呈一条直线，保持姿势几秒钟，然后换另一条腿练习，如此重复多次。

动作2

保持站立姿势，双手握拳自然放于胸前，身体向前倾，用力将左腿上提，靠近右手肘部，左手向身体的后侧伸展，接着换另一侧练习，如此重复多次。

动作3

保持站立的姿势，并拢双腿，深呼吸，收紧肩胛骨，左手在下，右手在上，双手在背后十指相扣，接着换另一侧练习，如此重复多次。

动作4

仰卧，并拢双腿，双手枕在脑后，深呼吸，挺胸收腹，向上抬起双腿，直至与身体垂直，如此重复多次。

动作5

保持站立姿势，右腿向后，左腿弯曲90度，双手向上，伸展整个脊柱，保持几秒钟，还原，换另一侧进行练习。

动作6

俯卧，双手放在地面上，吸气，收腹挺胸，尽力向上抬起上半身，如此保持几秒钟后，还原身体，重复多次。

动作7

站立，挺胸，向后拉伸身体，左腿向上抬至右膝盖的位置，左手放在腰腹的部位，右手向上伸展，这样就带动整个身体向上挺拔，接着换另一侧进行。

动作8

站立，双脚分开与肩同宽，右手叉腰，向上举起左手，扶住后脑勺，挺胸收腹，稍微向后仰起身体，身体向左侧用力地伸展，保持动作几秒钟，接着换另一侧进行练习。

收腹瑜伽

加强
上升腿式

难易程度：★★★☆☆

减肥功效
※ 强化腹部肌肉，减去腹部多余赘肉。

其他功效
※ 使松弛的臀部得到紧致。
※ 锻炼腿部肌肉。
※ 缓解胃胀气的症状。

练习次数
2次

速瘦指数：★★★★★
燃脂指数：★★★★☆

—— 一个招式瑜伽，告别腹部赘肉

无法有效消除腹部赘肉已经成为爱美女性挥之不去的梦魇，傲人的完美身材也成为她们可望而不可即的梦想。不妨试练习这套瑜伽动作，帮你快速甩掉腹部赘肉，轻松拥有完美的S形身材。

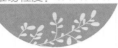

1 仰卧，双腿伸直，背部贴地，手臂放于身体两侧，掌心朝下，双腿夹紧瑜伽砖。

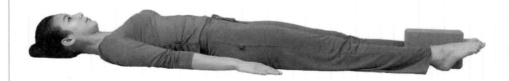

2 吸气，将双腿慢慢抬高，与地面呈45度角。保持此姿势15秒钟，保持平稳呼吸。

保持15秒

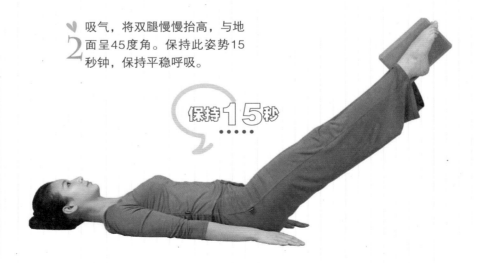

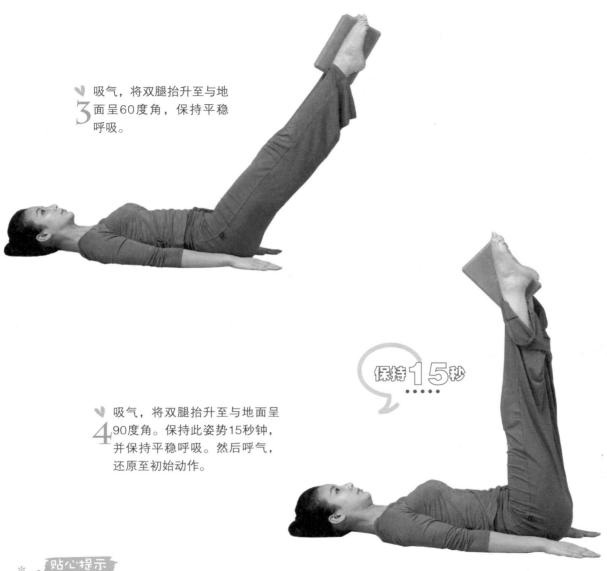

3 吸气，将双腿抬升至与地面呈60度角，保持平稳呼吸。

保持15秒

4 吸气，将双腿抬升至与地面呈90度角。保持此姿势15秒钟，并保持平稳呼吸。然后呼气，还原至初始动作。

 贴心提示

如果练习者患有腰部疾病，需慎重考虑此体位的练习。

上抬腿式

难易程度：★★★☆☆

减肥功效
※ 腿部上抬的动作有助于强健腹肌，使下腹部的赘肉更加紧实。

其他功效
※ 此套动作还能改善内脏器官的功能。

速瘦指数：★★★★★
燃脂指数：★★★★★

1 仰卧，双臂伸直，放于身体两侧，掌心朝下。双腿伸直，脚尖放松，吸气，缓缓将双腿抬起，直至与地面呈90度角。

练习次数 **3** 次

2 脚背绷直，脚尖向下勾，双腿伸直，保持20秒钟。

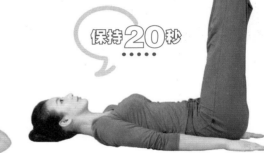

保持 **20** 秒

3 脚尖处于内勾状，呼气，然后双腿缓缓放平。

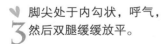

美人小妙招

瘦腹法则，轻松甩掉赘肉

1. 日本研究人员发现，过胖的人如果每天喝两汤匙醋，可以比不喝醋的人多消耗5%的腹部脂肪。据研究者建议，最佳方式是在用餐前喝一瓶加了一汤匙苹果醋的清水。

2. 维生素D水平越高，就越有助于消除脂肪。提高维生素D的方式有很多，例如每天出门晒太阳15分钟，或者直接服用维生素。

3. 仰卧起坐的主要作用是增强腹肌力量，增加腹部肌肉弹性，亦可保护背部和改善体态。

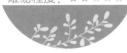

下半身摇动式

难易程度：★★☆☆☆

减肥功效

❋ 此套动作可紧致腹外斜肌、腹直肌，有效防止下腹产生赘肉。

其他功效

❋ 适合缓解久坐工作者的腰部疲劳症状。
❋ 减轻肠胃负担，增强胃部和肾的功能。
❋ 矫正不良身姿。

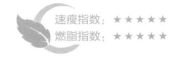

速瘦指数：★★★★★
燃脂指数：★★★★★

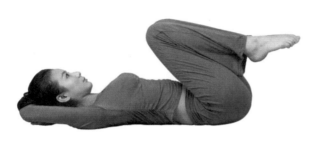

1 仰卧，双臂弯曲，双手握住侧小臂，垫于头部下方。吸气，双腿弯曲，小腿贴紧大腿，脚背绷直。

2 呼气，身体向左扭转，肩部以上的部位保持不变，保持脚背绷直。

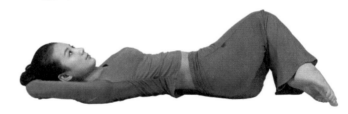

练习次数 **4次**

3 左腿外侧着地，保持自然呼吸，保持此姿势15秒钟。然后再做另外一侧的练习。

保持**15秒**

❋ **贴心提示**

练习者如果患有腰部疾病，请慎重练习此体位。

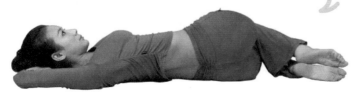

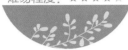

全骆驼式

难易程度：★★★★☆

减肥功效

❋ 此体位中身体后仰的动作能令腹部的正面与侧面肌肉得到充分的伸展，可有效刺激腹部脂肪，从而促进脂肪消耗，达到消除腹部赘肉的效果。

其他功效

❋ 伸展身体整个前侧、踝关节、大腿和腹股沟。
❋ 改善体态。
❋ 刺激腹部和颈部器官。

速瘦指数：★★★★★
燃脂指数：★★★★★

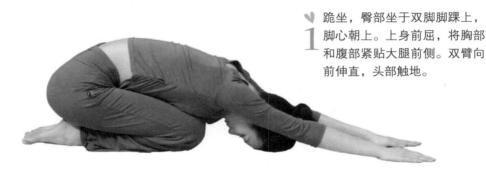

1 跪坐，臀部坐于双脚脚踝上，脚心朝上。上身前屈，将胸部和腹部紧贴大腿前侧。双臂向前伸直，头部触地。

练习次数
5次

2 跪立，双腿分开至与肩同宽，脚心朝上，双臂自然放于身体两侧。

 贴心提示

练习者如果患有高血压或者低血压、偏头痛、失眠症、严重的腰椎和颈椎疾病，请避免此体位的练习。

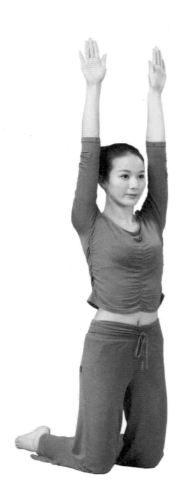

3 双臂向上举起，眼睛平视前方。

4 身体后仰，右手触摸左脚跟，保持左臂与身体垂直，向斜上方伸直，眼睛看着左手指尖。

5 呼气，身体向后仰，骨盆向前推，大腿与地面呈90度角，左手臂朝后方伸直，保持此姿势并调整好呼吸。然后还原至初始动作，再换手继续练习。

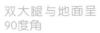

双大腿与地面呈90度角

骆驼式

难易程度：★★★☆☆

减肥功效

※ 有效活动腰腹肌肉，使腹肌得到充分锻炼，促进腰部脂肪燃烧，美化腹部曲线。

其他功效

※ 矫正不良身姿。

※ 使脊柱得到充分舒展，增强脊柱的柔韧性和活动性。

※ 加强背肌力量，美化背部线条。

※ 预防乳房下垂，改善驼背的症状。

练习次数 3次

速瘦指数：★★★★☆
燃脂指数：★★★★★

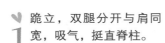

1 跪立，双腿分开与肩同宽，吸气，挺直脊柱。

2 呼气，上身慢慢向后仰，左手扶住腰部，右手指尖触碰右脚后跟，颈部放松。

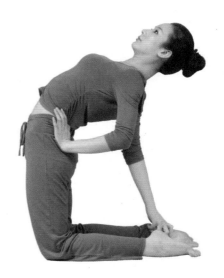

贴心提示

练习中应保持胸腔向上，将髋部向前推送。

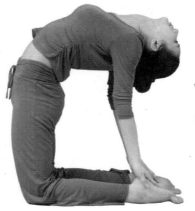

3 上身继续慢慢向后仰，双手抓住双脚，髋部向前推送，尽量使大腿和地面保持垂直，保持平稳呼吸。保持此姿势数秒钟后，慢慢恢复至初始姿势。

鸭行式

难易程度：★★★★☆

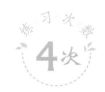

练习次数 **4**次

减肥功效

✻ 锻炼腰腹部肌肉，促进腰腹部血液循环，从而减少腹部赘肉。

其他功效

✻ 按摩盆腔内的器官，缓解痛经、宫寒等症状。
✻ 使双腿肌肉得到锻炼，增强腿部的力量。

速瘦指数：★★★★☆
燃脂指数：★★★★☆

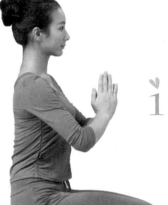

1 蹲姿，脚尖跷起，双手合十放于胸前，眼睛平视前方。

2 吸气，左脚向前朝右膝旁迈一步，左手放于左膝上，右手轻轻搭于右大腿上，左脚掌着地，右脚尖点地。

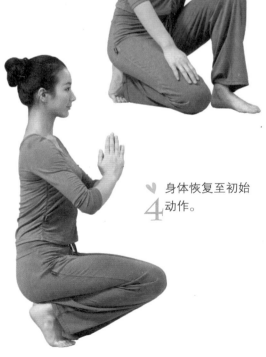

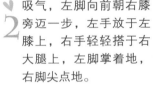
保持 **10** 秒

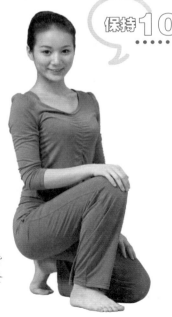

3 呼气，右脚向前迈至左膝旁，双脚交换，然后蹲走10秒钟。

4 身体恢复至初始动作。

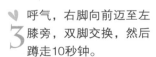
贴心提示

✻ 练习中应始终保持背部挺直向上，并且应收紧腹部。

虎式

难易程度：★★★☆☆

减肥功效

❋ 锻炼腹部肌肉，有助于消除腹部多余赘肉，塑造平坦腹部。

其他功效

❋ 虎式动作能使脊柱更灵活，缓解腰背部酸痛感。
❋ 塑造臀部和背部线条。

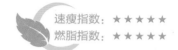

速瘦指数：★★★★★
燃脂指数：★★★★★

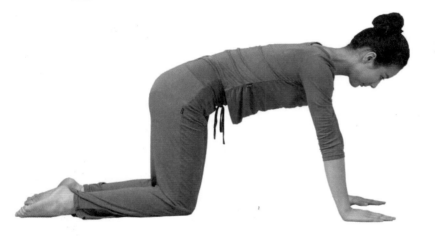

1 双膝跪地与肩同宽，小腿和脚背尽量贴在地面上，大腿与小腿呈直角；俯身向前，双手手掌着地，指尖向前，手臂垂直于地面，同时使脊椎与地面平行，调整呼吸。

练*习*次*数
4次

2 吸气，脊椎下沉，形成一条向下的弧线；抬左腿，并让它在身体后侧笔直伸展，不可摆向侧面，伸展颈部。

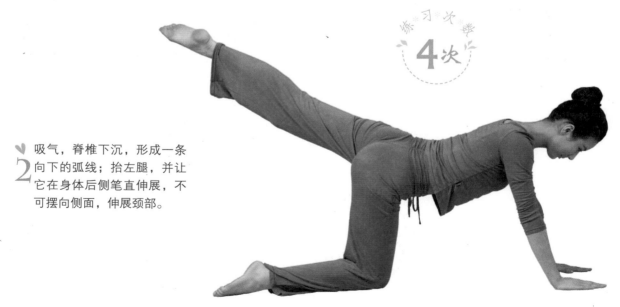

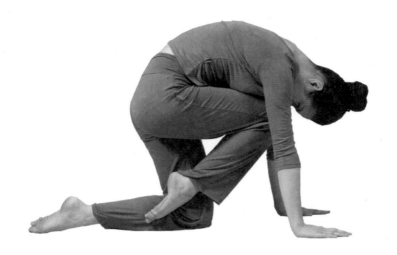

3 呼气，左腿收回。吸气，抬起右腿，膝盖向头部靠近，抬起脊椎，使成拱形；同时低头，收回下颌，右腿膝盖尽量靠近下颌。

＊ **贴心提示**

动作不宜太快，吸气时，伸直的腿部切勿在体后摆动。

严重腰部、背部疾病者慎做该动作。

做动作的中途不可换气，如果练习者气息不足，可根据呼吸频率加快动作速度。

4 放松，身体恢复至初始动作，重复练习。

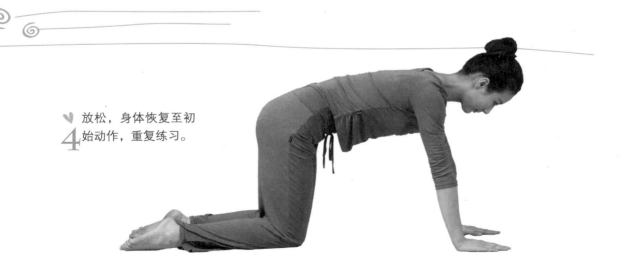

鸟王式

难易程度：★★★☆☆

减肥功效

※ 使手臂线条变得紧实流畅，消除上臂的多余赘肉，使手臂变得纤细。

其他功效

※ 增强身体平衡感和协调感。

※ 锻炼肩部灵活性。

※ 增强性器官和肾脏的血液供给。

※ 强健大小腿、髋部、腹部、上臂，增加膝、踝、髋部的伸展。

速瘦指数：★★★★★
燃脂指数：★★★★★

练习次数
2次

保持**30秒**

1 站立，背部挺直，双腿并拢伸直，眼睛平视前方。

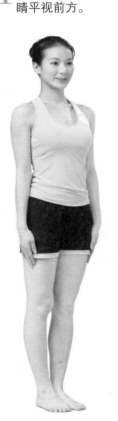

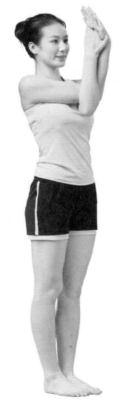

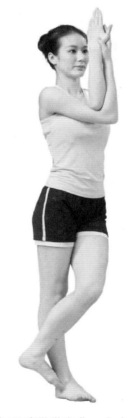

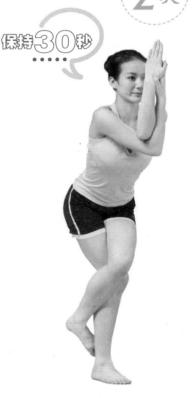

2 双臂向上抬起，右臂从上方压过左臂，肘关节交叠，双手掌心相对，眼睛看着指尖。

3 双膝微微弯曲，左小腿抬起，从前面跨过右膝，勾住右小腿肚，将身体重心放于双脚指尖，右脚趾牢牢抓紧地面。

4 深深吸气，背部挺直，慢慢向下蹲。保持身体平衡，上身向前倾，体会腰背部的拉伸感。保持此姿势30秒钟后，恢复至初始动作，做另一侧练习。

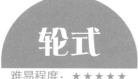

轮式

难易程度：★★★★★

减肥功效

❋ 增强腰腹部肌肉群的力量和弹性，加速腰腹部脂肪的燃烧，消除多余腹部赘肉。

其他功效

❋ 促进全身血液循环，增强身体免疫力。
❋ 增强双臂力量。

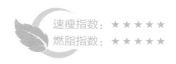

速瘦指数：★★★★★
燃脂指数：★★★★★

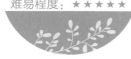

练习次数 **3** 次

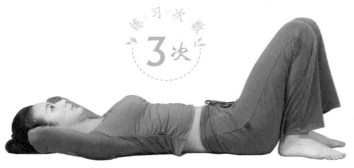

1 仰卧，双膝弯曲，双脚尽量靠近臀部，双手向后放于头部两侧的底部，双手指尖指向肩部方向。

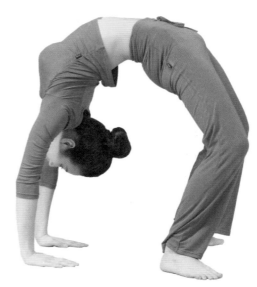

2 吸气，将身体向上抬起，使身体躯干呈拱形，用双脚和双手的力量来支撑身体，保持此姿势数秒钟。

❋ 贴心提示

练习时注意手肘不要外扩。

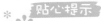

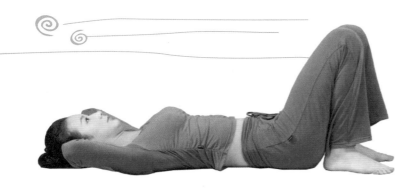

3 呼气，将身体放下，恢复至初始姿势。

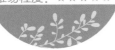

半蹲推球式

难易程度：★★★☆☆

减肥功效

❋ 有效锻炼腹部肌肉，消除腹部多余脂肪。

其他功效

❋ 美化手臂曲线。

❋ 锻造出性感的臀部线条。

❋ 调节和提供身体的平衡能力，调节内分泌。

❋ 强化生殖系统的功能。

速瘦指数：★★★★★

燃脂指数：★★★★☆

练习次数 **4次**

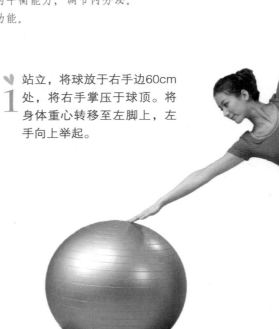

1 站立，将球放于右手边60cm处，将右手掌压于球顶。将身体重心转移至左脚上，左手向上举起。

保持**7**秒 •••••

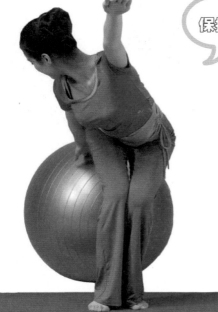

2 缓缓下蹲，将球推到身体正后方。

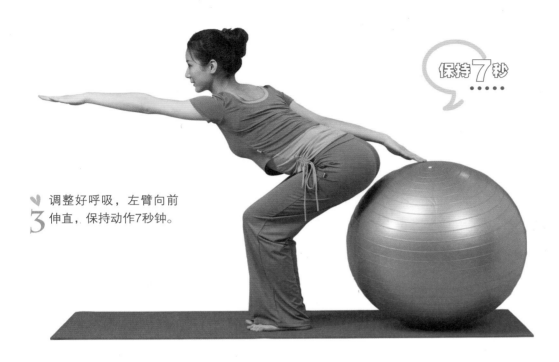

保持**7**秒

3 调整好呼吸，左臂向前伸直，保持动作7秒钟。

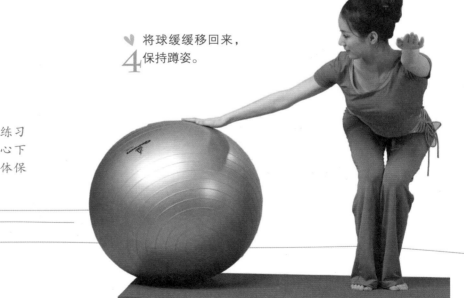

4 将球缓缓移回来，保持蹲姿。

贴心提示

　　初学者可以在练习时将双脚分开、重心下移，这样能帮助身体保持平衡。

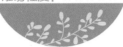

坐球
腹式呼吸

难易程度：★★★☆☆

练习次数
4次

减肥功效

※ 有效锻炼腹部肌肉，消除腹部多余脂肪。

其他功效

※ 增加肺活量，为身体注入新鲜氧气。

※ 促进身体的血液循环和淋巴循环。

※ 有助于排除体内的废物和毒素。

速瘦指数：★★★☆☆
燃脂指数：★★★☆☆

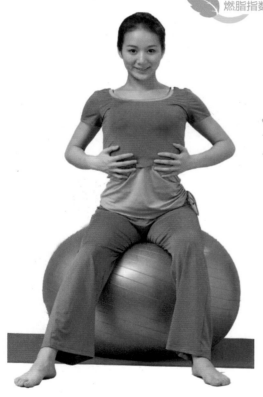

1 坐球，脊椎挺直，吸气，首先腹部放松，然后胸肺部扩张，双手按在胸部肋骨处体会吸气胀满的感觉。

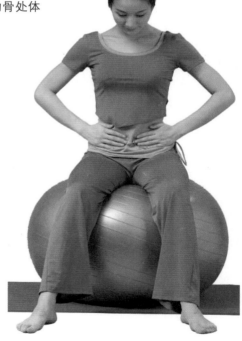

2 呼气，将胸肺缩小，然后腹部往脊柱方向收紧。双手按在腹部体会呼气收紧的感觉。

自♡制♡健♡康♡减♡肥♡茶 ## 喝出平坦腹部

瘦腹排脂普洱茶

材料

■ 普洱茶适量，菊花5朵

功效

■ 促进肠道消化，有效刺激人体新陈代谢，从而加速消除小腹的脂肪。

制作方法

■ 将普洱茶、菊花用热水冲泡，代茶饮。

美腹山楂茶

材料

■ 山楂500克，荷叶、薏仁各200克，甘草100克

功效

■ 山楂茶具有去脂、润肠、通便的功效，能有效解决腹部便秘引起的腹部赘肉问题。

制作方法

■ 将以上材料共研细末，分为10包，每日饭后取1包以沸水冲泡。

瘦身美容桃花茶

材料

■ 干桃花4克，冬瓜仁5克，白杨树皮3克。

功效

■ 不仅有助于消除腹部脂肪，还能祛除脸上的斑点。

制作方法

■ 将所有材料放于杯中，用沸水冲泡，加盖焖10分钟即可。

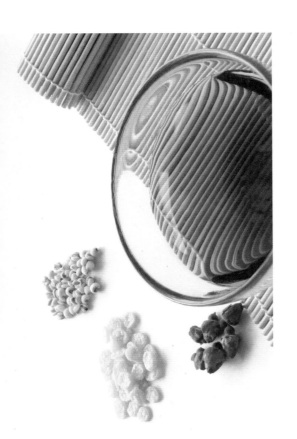

细腰瑜伽

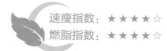

反斜板式

难易程度：★★★☆☆

减肥功效

※ 收缩腰部肌肉，促进腰部肌肉血液循环，有效燃烧腰部脂肪，从而美化腰部线条。

其他功效

※ 有助于增强手臂的肌肉力量。
※ 按摩腹部器官，改善消化功能。
※ 使臀部肌肉得到收缩，有助于紧致臀部赘肉。

速瘦指数：★★★★☆
燃脂指数：★★★★☆

练习次数
4次

——消除腰部脂肪，绽放曲线魅力

腰部是女性展露曲线的最佳部位，杨柳细腰一直是女人的终极梦想。然而腰部是脂肪最容易囤积的部位，女性的腰线会随着不同的人生阶段而或起或落。想要保持优美的身材曲线，除了正确的节制饮食以外，运动是不可缺少的。坚持做消除腰部脂肪的瑜伽操，帮助你成功蜕变，唤醒身体深处的轻盈灵魂。

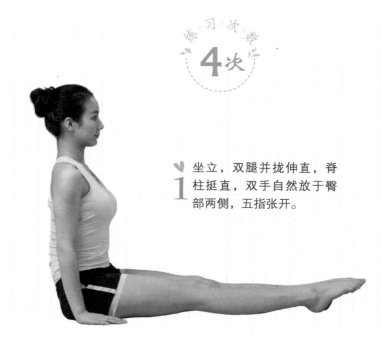

✔ 坐立，双腿并拢伸直，脊
1 柱挺直，双手自然放于臀部两侧，五指张开。

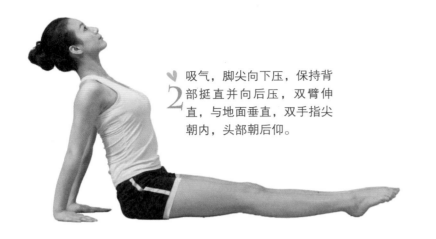

2 吸气，脚尖向下压，保持背部挺直并向后压，双臂伸直，与地面垂直，双手指尖朝内，头部朝后仰。

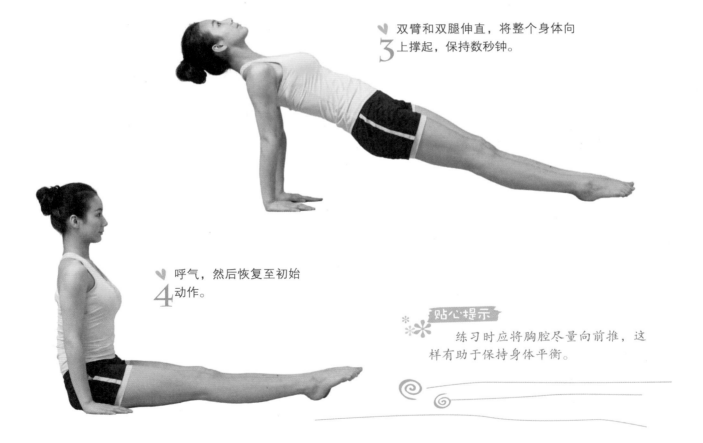

3 双臂和双腿伸直，将整个身体向上撑起，保持数秒钟。

4 呼气，然后恢复至初始动作。

贴心提示

练习时应将胸腔尽量向前推，这样有助于保持身体平衡。

简易
脊柱扭转

难易程度：★★☆☆☆

减肥功效

※ 扭转的动作能有效拉伸腰部的肌肉，加速腰部血液循环，消除腰部脂肪，美化腰部曲线。

其他功效

※ 按摩腹部脏器，有助于促进肠道消化能力。

※ 舒展颈部肌肉，美化颈部曲线。

速瘦指数：★★★★★
燃脂指数：★★★★★

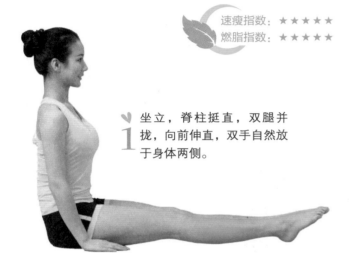

1 坐立，脊柱挺直，双腿并拢，向前伸直，双手自然放于身体两侧。

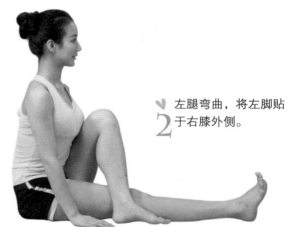

2 左腿弯曲，将左脚贴于右膝外侧。

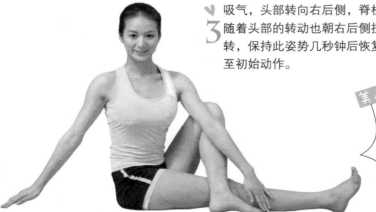

3 吸气，头部转向右后侧，脊柱随着头部的转动也朝右后侧扭转，保持此姿势几秒钟后恢复至初始动作。

贴心提示

※ 练习时请保持腰背挺直，膝盖不要离开地面。

美人小妙招

摆脱"游泳圈"趣味秘诀

并系上皮带收紧腰部。

1. 尽量穿高腰或中腰的裤子，并系上皮带收紧腰部。
2. 适时自我清肠。
3. 坚持做仰卧起坐。
4. 每餐不要吃得太饱。
5. 呼啦圈摇起来。

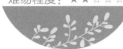

幻椅式

难易程度：★★☆☆☆

减肥功效

❋ 使腰背部的肌肉得到充分拉伸，紧致与美化后腰背的线条。

其他功效

❋ 使两腿更强健，增进体态平衡稳定，并矫正不良姿势。

❋ 增强脊柱，强壮背部肌肉群，消除肩部僵硬。

❋ 柔和地按摩心脏，扩展胸部。

❋ 增强双踝的力量。

练习次数 **4次**

速瘦指数：★★★★☆
燃脂指数：★★★★☆

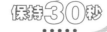

保持30秒

1 站立，吸气，双臂向上伸直，头部位于双臂之间，双手合十，大拇指相扣，双臂靠近耳际，背部挺直，眼睛平视前方。

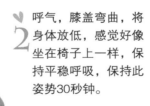

2 呼气，膝盖弯曲，将身体放低，感觉好像坐在椅子上一样，保持平稳呼吸，保持此姿势30秒钟。

3 放松身体，然后再将身体恢复至初始动作。

★注意
脊柱要垂直于地面，不要向前或向后倾斜。

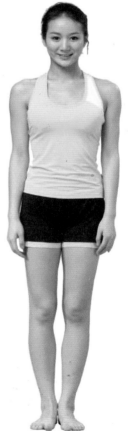

束角式

难易程度：★★★☆☆

减肥功效

※ 增强腰背部的肌肉群力量，美化后腰背的曲线。

其他功效

※ 纠正月经周期不规律现象，并帮助卵巢正常地发挥功能，同时还能增强下背部、腹部和骨盆的血液流动。

※ 缓解泌尿系统障碍。

※ 每天练习这个姿势，分娩时就会大大减少痛苦。

※ 对于男性来讲，有助于消除睾丸的疼痛，促进膀胱、前列腺和双肾的健康。

速瘦指数：★★★★☆
燃脂指数：★★★★☆

练*习*次*数
4次

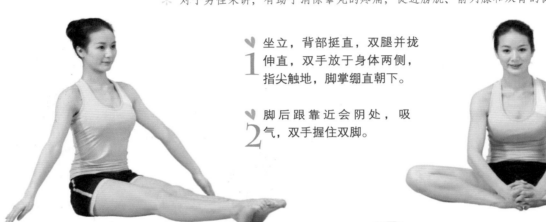

1 坐立，背部挺直，双腿并拢伸直，双手放于身体两侧，指尖触地，脚掌绷直朝下。

2 脚后跟靠近会阴处，吸气，双手握住双脚。

3 呼气，身体向下弯曲，依次将头部、鼻子、下巴靠近双脚，双膝紧贴地面，保持此姿势数秒钟。

4 将上身抬起，身体恢复至初始动作。

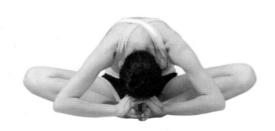

贴心提示

做完此式，将脚向前伸出，对腿部肌肉要轻轻按摩。腰椎间盘突出者不宜练习该式。

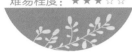

喇叭狗扭转式

难易程度：★★★☆☆

减肥功效

※ 使腰腹部的肌肉得到充分拉伸，有助于促进腰腹部血液循环，减少腰部多余赘肉。

其他功效

※ 按摩腹部脏器，帮助改善消化系统。

※ 促进全身血液循环，减少头痛等症状。

※ 有效锻炼背部、臀部肌肉。

※ 有助于减少双臂多余赘肉，美化双臂线条。

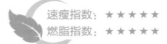

速瘦指数：★★★★★
燃脂指数：★★★★★

1 站立，身体张开呈"大"字状，双臂侧平举，保持与地面平行，眼睛平视前方。

贴心提示

初学者如果腰部柔韧度不够好，可以将双手放在双腿两侧的地面来练习扭转的动作。

2 呼气，上身向前弯曲，将手掌放于两脚之间的地面上。

3 上身朝右扭转，右手从身体后侧绕过抓住左小腿，左手抓住右脚踝。保持姿势数秒钟后恢复至初始动作，并换另一侧练习。

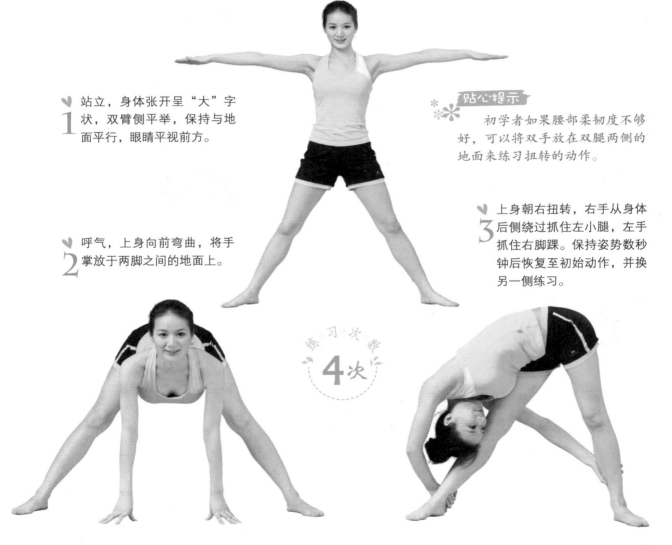

练习次数
4次

半月式

难易程度：★★★☆☆

减肥功效

※ 有助于消除腰侧、臀部外侧及大腿外侧过多的脂肪。

其他功效

※ 有助于改善双腿血液循环，强壮脊椎骨的下部区域，使脊椎得到很好的伸展。

※ 能够挤压和伸展胃部，还能治疗胃部疾患。

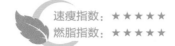

速瘦指数：★★★★★
燃脂指数：★★★★★

练习次数
4次

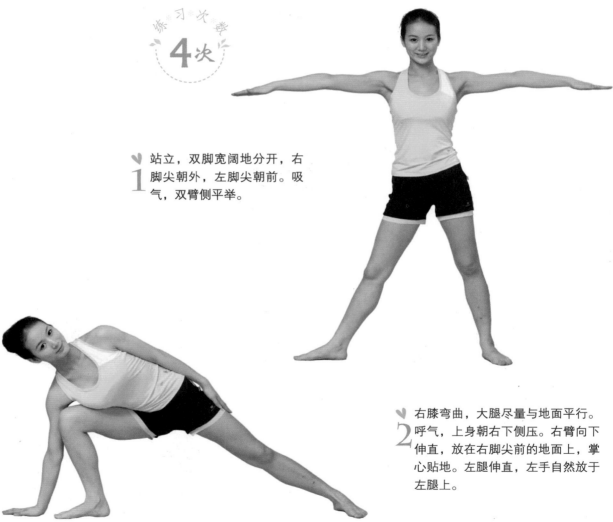

1 站立，双脚宽阔地分开，右脚尖朝外，左脚尖朝前。吸气，双臂侧平举。

2 右膝弯曲，大腿尽量与地面平行。呼气，上身朝右下侧压。右臂向下伸直，放在右脚尖前的地面上，掌心贴地。左腿伸直，左手自然放于左腿上。

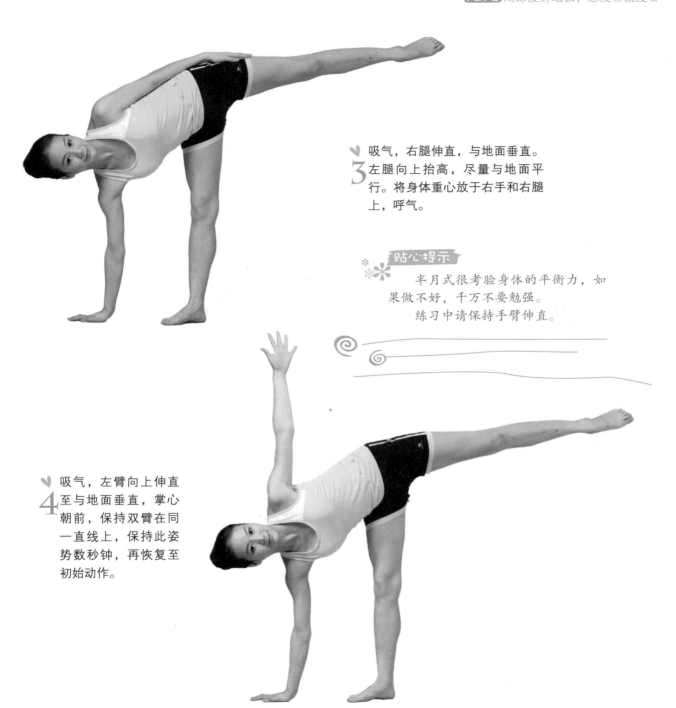

吸气，右腿伸直，与地面垂直。
3 左腿向上抬高，尽量与地面平
行。将身体重心放于右手和右腿
上，呼气。

贴心提示

半月式很考验身体的平衡力，如
果做不好，千万不要勉强。
练习中请保持手臂伸直。

吸气，左臂向上伸直
4 至与地面垂直，掌心
朝前，保持双臂在同
一直线上，保持此姿
势数秒钟，再恢复至
初始动作。

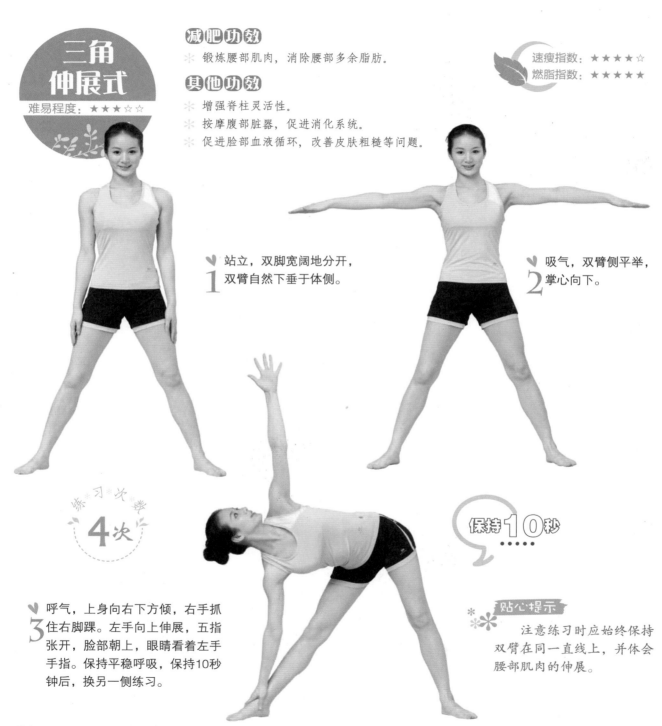

三角伸展式

难易程度：★★★☆☆

减肥功效

※ 锻炼腰部肌肉，消除腰部多余脂肪。

其他功效

※ 增强脊柱灵活性。
※ 按摩腹部脏器，促进消化系统。
※ 促进脸部血液循环，改善皮肤粗糙等问题。

速瘦指数：★★★★☆
燃脂指数：★★★★★

1 站立，双脚宽阔地分开，双臂自然下垂于体侧。

2 吸气，双臂侧平举，掌心向下。

练*习*次*数
4次

3 呼气，上身向右下方倾，右手抓住右脚踝。左手向上伸展，五指张开，脸部朝上，眼睛看着左手手指。保持平稳呼吸，保持10秒钟后，换另一侧练习。

保持**10**秒

贴心提示

※ 注意练习时应始终保持双臂在同一直线上，并体会腰部肌肉的伸展。

94

鸽子式

难易程度：★★★★☆

减肥功效

※ 强化侧腰肌，消除腰部多余赘肉。

其他功效

※ 强化臀肌，减少腰、臀、髋部脂肪，柔软肩关节，伸展臀部肌肉。
※ 扩展胸部，具有丰胸功效，也能很好地消除两侧的副乳。

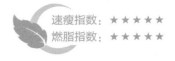

速瘦指数：★★★★★
燃脂指数：★★★★★

练习次数
4次

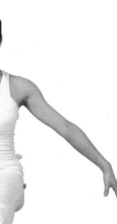

1 坐立，背部挺直，双腿并拢向前伸直，双手放于身体两侧，指尖触地。

2 双腿向两侧打开伸直。左腿弯曲，左脚跟放于会阴部，右腿紧贴着地面。

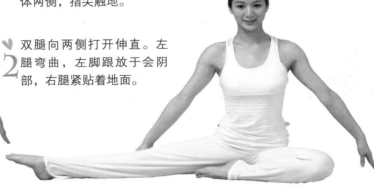

3 右腿屈膝，右小腿与大腿垂直，右脚尖指向上方。右手弯曲，用右手肘内侧揽住右脚，保持背部挺直。

4 左手向后伸展，与右手于脑后相扣，双腿保持姿势不变。保持此姿势10秒钟后回到初始动作，放松休息。

保持**10**秒

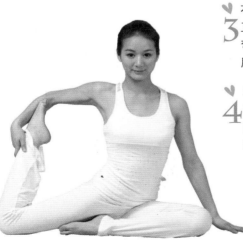

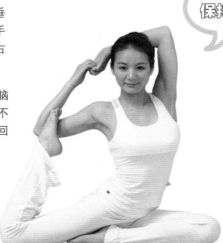

95

肩倒立式

难易程度：★★★★☆

减肥功效

* 收缩腰腹部肌肉，消除腰腹部脂肪。

其他功效

* 身体躯干向上的姿势，能使下垂的腹部器官恢复原位。
* 有效促进血液循环，有助于消除失眠多梦和精神紧张等不良症状。

速瘦指数：★★★★☆
燃脂指数：★★★★☆

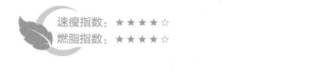

1 仰卧，双腿并拢伸直，双手放于身体两侧，掌心贴地。

贴心提示

初学者可以用毛毯垫于双肩的下方，以帮助减轻肩部的受力。

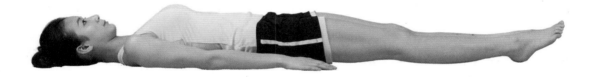

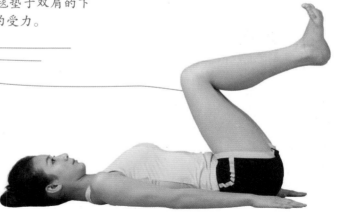

2 吸气，双腿向上抬起，双膝弯曲，用双手按压地面。

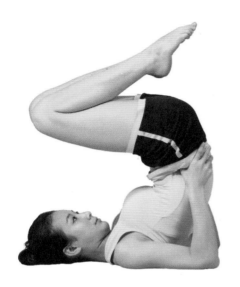

3 呼气，双手扶住腰部，双腿向上抬起，膝盖弯曲，大腿继续向上抬至与地面平行。

4 吸气，双腿向上伸直，使双腿、臀部和肩部都处于同一直线上。用头部、肩部、上臂和双肘撑地，下巴收起，保持此姿势数秒钟。

5 呼气，将身体慢慢放下，恢复至初始动作。

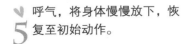

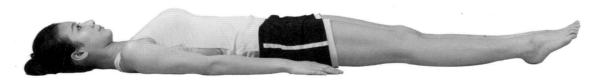

上轮式变体

难易程度：★★★★★

减肥功效

✳ 使腰部的肌肉得到充分拉伸，加速腰部血液循环，从而减少腰部多余赘肉。只需坚持练习，就能拥有令人羡慕的小蛮腰。

其他功效

✳ 按摩腹部脏器，促进消化能力。
✳ 使膝盖得到拉伸，加强膝盖的灵活性。
✳ 有助于舒缓精神紧张的症状。

练习次数
4次

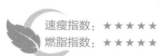

速瘦指数：★★★★★
燃脂指数：★★★★★

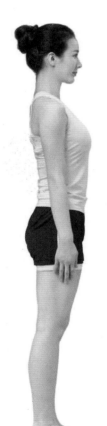

❤ 1 站立，背部挺直，双脚分开与肩同宽，双臂自然放于身体两侧，眼睛平视前方。

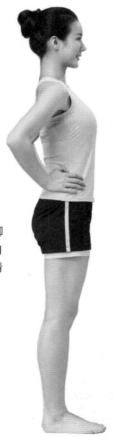

❤ 2 身体保持不变，双手插于腰部两侧，保持平稳呼吸。

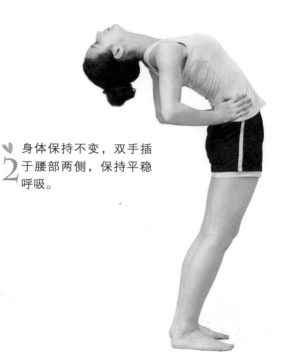

❤ 3 吸气，骨盆向前推送，上身朝后倾，尽量使头部与地面垂直，将全身重心放于双腿上。

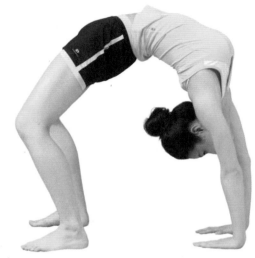

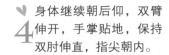 身体继续朝后仰，双臂
4 伸开，手掌贴地，保持
双肘伸直，指尖朝内。

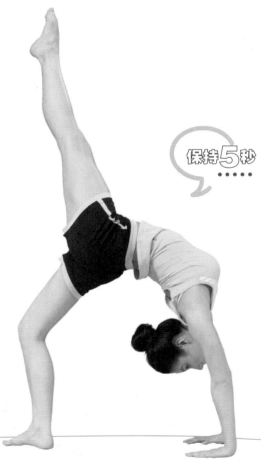

保持5秒
•••••

 右腿保持姿势不变，左
5 腿向上慢慢抬起，直至
与地面垂直。保持此姿
势5秒钟后呼气还原。

贴心提示

此体位对身体综合素质要求较
高，初学者应在专业教练的指导下进
行练习。

坐球伸展式

难易程度：★★★☆☆

减肥功效
※ 拉伸腰部肌肉，消除腰部多余赘肉。

其他功效
※ 缓解坐骨神经痛。
※ 促进全身血液循环。

速瘦指数：★★★★☆
燃脂指数：★★★☆☆

练习次数 4次

1 双腿呈弓步分开，坐于瑜伽球上，打开双臂，与肩膀在一条水平线上。

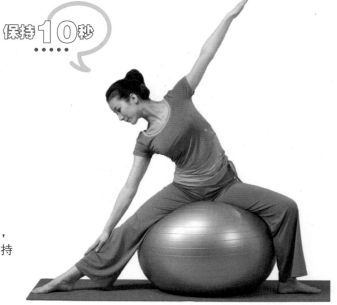

保持10秒

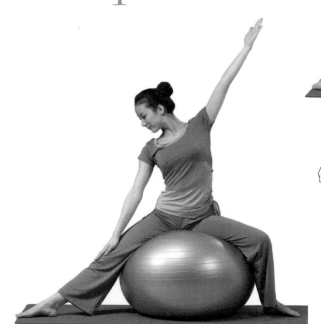

2 呼气，上身朝右侧弯曲，左手抬高，右手放于膝盖上。

3 吸气，向右下方压腰，右手移至小腿处，保持姿势10秒钟。

消♡脂♡养♡颜♡汤 **教你喝出小蛮腰**

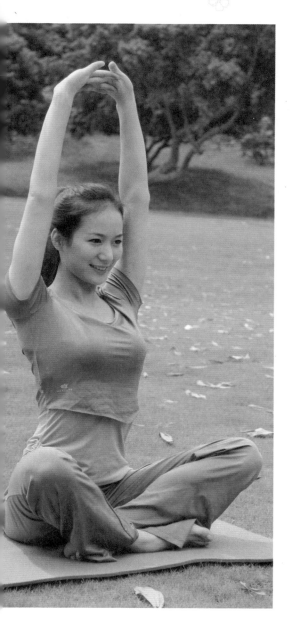

顺气瘦腰汤

材料

■ 鸡胸骨1副，蛤蜊500克，竹笋块500克，人参须25克

功效

■ 有助于油脂排泄，促进体内血液循环，当循环变好了，油脂跟脂肪就会顺利地经由新陈代谢排解。

制作方法

■ 先将鸡骨氽烫，将血水及浮油捞干净。
■ 将人参须、竹笋、鸡胸骨一起放入锅中，炖到水开为止。
■ 最后放入蛤蜊煮至蛤蜊开口即可。

瘦腰养颜鱼汤

材料

■ 水芹菜200克，鲫鱼1条，香砂仁25克，淮山15克

功效

■ 有效消除腰部多余脂肪，从而起到美化腰部曲线的效果。

制作方法

■ 鲫鱼先用油略煎。
■ 再和其他配料一同放入锅中加水，加到淹没材料为止，炖2个小时即可。

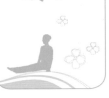

纤臂瑜伽

——伸展瑜伽，轻松打造纤细手臂

完美的女人无论是身体的哪个部位都要求保持漂亮纤细。手臂是最显而易见的部位，拥有纤细的手臂才能达到整体修身的效果。

手臂肥胖主要是因为人体脂肪量增加的结果。本小节的简单瑜伽操，帮助你轻松打造纤细手臂。只要持之以恒，坚持到底，纤纤细臂就属于你了。

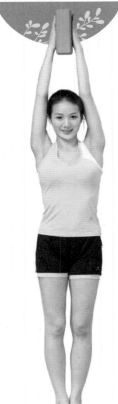

手臂屈伸

难易程度：★★☆☆☆

练*习*次*数
6次

减肥功效

※ 拉伸臂部肌肉，减掉双臂多余赘肉。

其他功效

※ 塑造胸部完美曲线。
※ 使背阔肌得到舒展。
※ 有助于放松肩关节，增强肩关节的灵活性。
※ 矫正背部曲线。

速瘦指数：★★★★★
燃脂指数：★★★★★

1 站立，双腿并拢，双手夹住瑜伽砖，双臂向上伸直。

2 吸气，手肘向身后弯曲，体会手臂肌肉的拉伸。

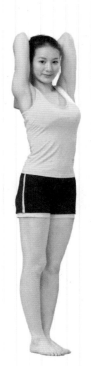

贴心提示

练习时应保持身体直立，抬头挺胸。

美人小妙招

巧用矿泉水瓶瘦手臂

将矿泉水瓶装满水，做向上举的动作，左手和右手各做10~15次，坚持一段时间手臂就会变得纤细。

两手拿矿泉水瓶自然下垂，然后慢慢抬起至肩高，停顿两秒缓慢放下，如此反复10~15次，长此以往就可以实现纤细手臂的效果。

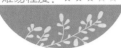

**海狗
变化式**

难易程度：★★★☆☆

减肥功效

❉ 紧实手臂肌肉，消除双臂脂肪，美化手臂曲线。

其他功效

❉ 增强肩关节和膝关节的柔韧性。
❉ 按摩腹部脏器。

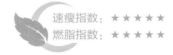
速瘦指数：★★★★★
燃脂指数：★★★★★

练习次数
4次

❥ 坐立，背部挺
1 直，吸气。

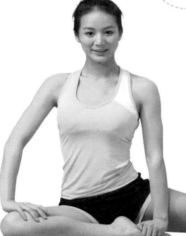

❥ 呼气，右膝弯
2 曲，左腿朝右
侧伸直。

贴心提示

练习时保持呼吸顺畅
和下半身平衡。

❥ 将左腿向上弯曲，双手抓住
3 左脚掌，吸气，体会左手臂
肌肉被拉伸的感觉，保持动
作几秒钟后恢复至初始动
作，换另一侧练习。

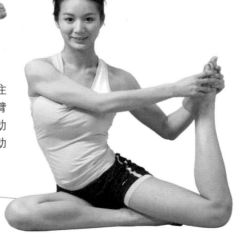

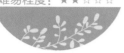

手臂推举姿势

难易程度：★★☆☆☆

减肥功效

※ 使手臂肌肉得到拉伸，美化手臂线条。

其他功效

※ 矫正驼背的症状。

※ 改善呼吸，有助于调整情绪。

速瘦指数：★★★★☆
燃脂指数：★★★★☆

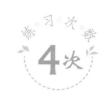

※ 贴心提示

侧弯时不可歪斜，应保持身体的平衡性。

练习时应将注意力放于手部和肋腹部。

1 跪坐于地，双手十指交叉，置于胸前。

保持10秒

2 吸气，将双手抬高，掌心朝上，双臂贴近双耳。尽量将手部伸直，一边吐气，一边将上身向左倾，保持此姿势10秒钟后吸气，还原动作，换另一侧练习。

美人小妙招

瘦臂运动操，消灭手臂赘肉

1. 呈俯卧撑姿势，弯曲双手臂肘关节，上身慢慢往下压，尽可能往地板压下去，重复20次。

2. 双手臂高举于头后方，弯曲肘关节，双手慢慢往后压，再恢复原样，重复20次。

3. 双手臂往前伸直，与肩部在同一直线上，弯曲肘关节，双手慢慢往后伸，重复20次。

4. 双手臂伸直，高举过头顶，弯曲肘关节，两手臂往下压，直到胸前位置，重复20次。

手腕活动式

难易程度：★★☆☆☆

减肥功效
※ 纤细手臂，美化手臂线条。

其他功效
※ 使手腕变得更加灵活。
※ 美化臀部线条。

速瘦指数：★★★☆☆
燃脂指数：★★★★☆

练习次数 **4**次

1 跪坐，臀部坐于脚后跟上，双臂伸直，手背贴地，手心朝上，将手腕朝下压。

2 将手背翻过来压地。

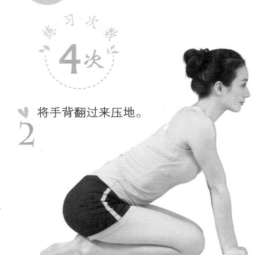

十指相扣

3 双手手腕交叉，十指相扣。

贴心提示
练习时应始终保持背部挺直。

4 保持十指相扣的姿势，从内侧往外侧旋转，将手腕扭动几下。

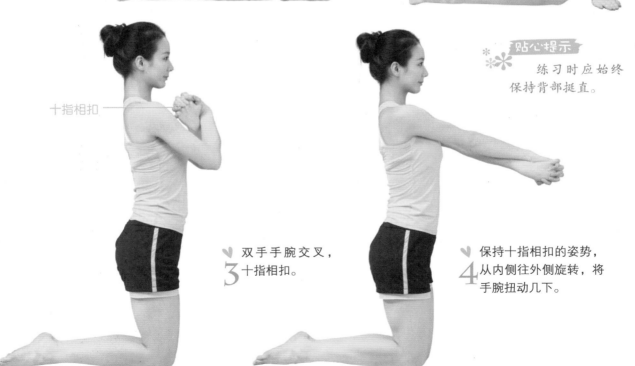

牛脸式

难易程度：★★★☆☆

减肥功效

※ 减少上臂多余脂肪，塑造纤细的手臂曲线。

其他功效

※ 减轻肩膀和颈部的压力。
※ 有效防止失眠。
※ 增加骨盆和膝关节的弹性。

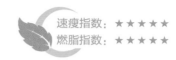

速瘦指数：★★★★★
燃脂指数：★★★★★

练*习*次*数
4次

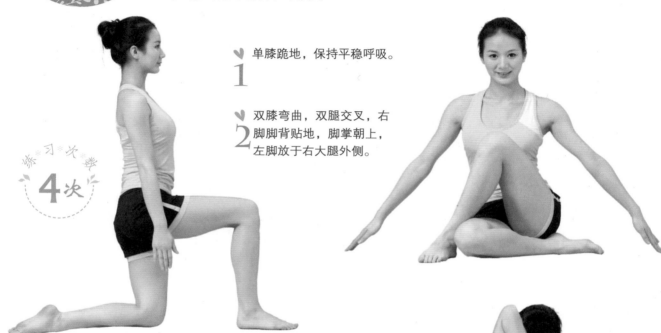

1 单膝跪地，保持平稳呼吸。

2 双膝弯曲，双腿交叉，右脚脚背贴地，脚掌朝上，左脚放于右大腿外侧。

3 左手从上方绕至背后，与右手于背后相握，保持姿势数秒钟后还原，换另一侧练习。

贴心提示

　　刚开始的时候会觉得身体不适应，所以要慢慢尝试着去完成这些动作。

　　这个动作的主要力量集中于两个手臂上，双臂会由于互相牵制而产生微酸感。

减肥功效

❋ 强健双臂和手腕的肌肉，使手臂变得纤细。

其他功效

❋ 让胸部自然坚挺，美化胸部曲线。
❋ 使腹部变得平坦。
❋ 提高臀线及改善便秘现象。
❋ 改善血液向大脑的循环。
❋ 放松腰部并有助于神经协调。

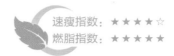

速瘦指数：★★★★☆
燃脂指数：★★★★★

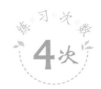

练习次数 4次

贴心提示

❋ 练习时请注意左右的平衡，且两边的练习时间和次数要一致。

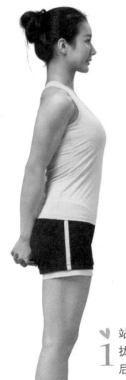

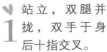

1 站立，双腿并拢，双手于身后十指交叉。

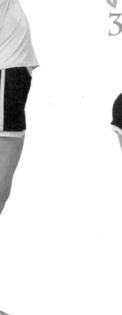

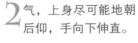

2 先吐气后再缓缓吸气，上身尽可能地朝后仰，手向下伸直。

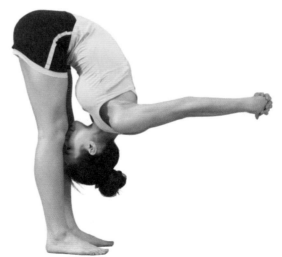

3 吐气，将上身向前弯曲，使腰部与下身呈90度角。然后将头部朝腿部靠拢，双手朝头部举起。保持此姿势数秒钟后缓缓吸气，还原身体。

鹫式

难易程度：★★★☆☆

减肥功效

✳ 拉伸双臂肌肉，美化手臂线条。

其他功效

✳ 灵活手腕、肘关节和肩关节。
✳ 灵活柔软膝关节。
✳ 强化腿部力量。
✳ 提高身体平衡力。

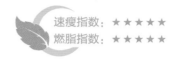

速瘦指数：★★★★★
燃脂指数：★★★★★

练习次数
2 次

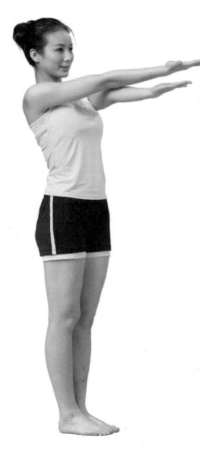

1 身体站直，双臂前伸，右肘压左肘。

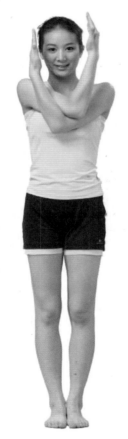

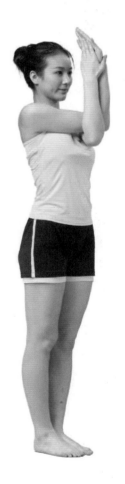

2 双肘向上曲起。

3 两手腕相绕，然后手心相对合十。

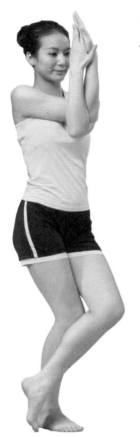

4 双膝微曲，左膝搭在右膝上。

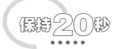
保持20秒

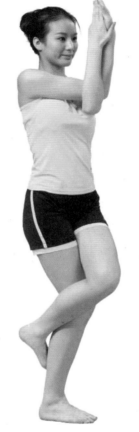

5 左小腿和脚向后绕过右小腿，并用脚钩住。降低重心，保持20秒钟，自然地呼吸。

* 贴心提示

练习时，应坚持动作至双手感到疲软后才还原，这样效果才会显著。

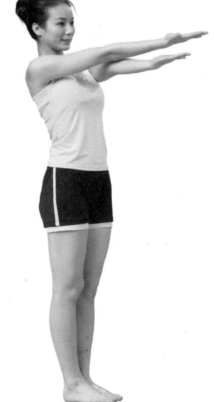

6 放松双腿、双臂，还原成直立姿势。然后换腿再做练习。

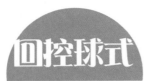

回控球式

难易程度：★★★☆☆

减肥功效

※ 增加手臂肌肉力量，美化双臂曲线。

其他功效

※ 使双腿、背部、臀部和腹部的肌肉得到锻炼，全方位塑造美丽身体曲线。
※ 提升身体肌肉的控制力和平衡力。

速瘦指数：★★★★☆
燃脂指数：★★★★☆

练习次数 **4次**

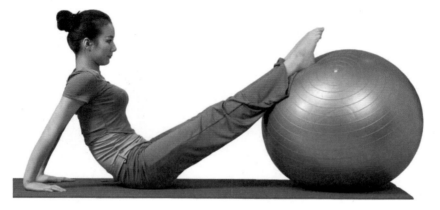

1 双臂撑地，双手放于臀部两侧，手指向前张开，球放于小腿下。

贴心提示

※ 练习时手指张开能减少手腕受力。

2 吸气，大腿和手臂伸直，提升臀部，保持身体在同一水平线上，保持平缓呼吸。

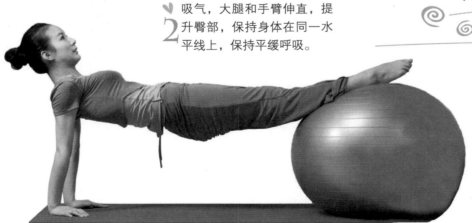

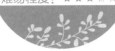

站姿 前推球式

难易程度：★★★☆☆

减肥功效

❋ 使手臂肌肉得到舒展，有助于美化双臂线条。

其他功效

❋ 使腰腹部肌肉得到紧致。

❋ 提高专注力，增强身体平衡能力。

❋ 按摩腹部脏器，刺激消化系统，有助于清除肠道毒素和垃圾。

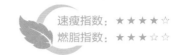

速瘦指数：★★★★☆
燃脂指数：★★★☆☆

❤ 双脚分开比肩膀更宽，
1 双手向下伸直，压球。

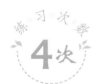

练习次数
4次

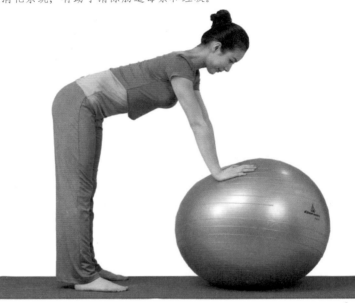

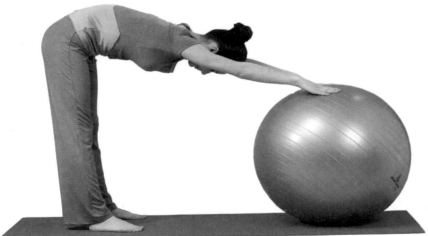

❤ 推球，尽量向前伸展手臂和
2 脊柱，保持平稳呼吸。

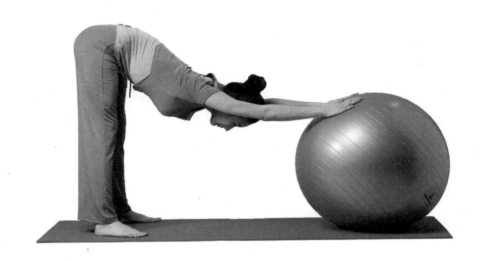

3 背部尽量朝下压，保持重心稳定，吸气。

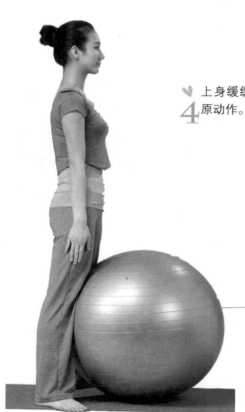

4 上身缓缓抬起，还原动作。

贴心提示

　　拉伸脊背时，肩膀不要用力，应该利用腰背的力量来拉伸身体。

转腰细臂式

难易程度：★★☆☆☆

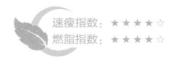

减肥功效

※ 有效锻炼大臂肌肉，消除手臂上的蝴蝶袖。

其他功效

※ 通过身体的左右扭转，可以锻炼腰腹肌肉，促进腰部代谢。

速瘦指数：★★★★☆
燃脂指数：★★★★☆

练习次数 **4**次

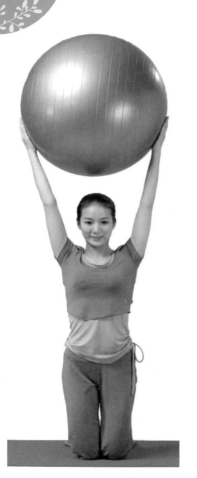

1 双膝跪在垫子上，双手抱住球的两侧，吸气，双臂上举。

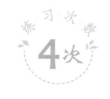

2 呼气，保持跪姿，腰部向右转，头部和手臂随之右转，保持背部挺直。保持平稳呼吸，再缓缓恢复至初始姿势，然后换另一侧练习。

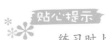

贴心提示

练习时上身保持挺直，转腰时腹部应收紧，肩膀保持放松。

轻松甩掉蝴蝶袖

利用干净的毛巾，在家中做毛巾操，也可以有效去除手臂上的赘肉，帮助你轻松甩掉"蝴蝶袖"。下面就让我们一起来学习具有瘦臂功效的毛巾操吧。

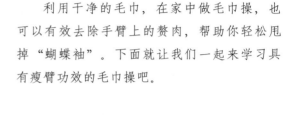

保持20秒

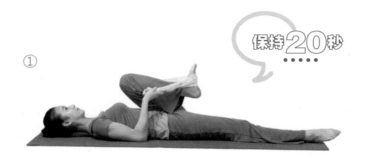

■ 第1步：仰卧，左膝弯曲，双手拿着毛巾的两端，将毛巾的中间部分放于左脚掌中心，然后再将左脚伸直垂直抬起，双臂伸直，持续练习20秒钟后，换脚重复练习。

■ 第2步：站立，双脚张开与肩同宽，右手拿着毛巾的一端，弯曲手肘往后，左手向后拿着毛巾的另一端，手掌握拳，掌心向外，持续动作20秒，然后再换手重复练习。

■ 第3步：身体挺直站立，双脚张开约30cm，双手分别拿着毛巾两端，垂直向上举起毛巾呈拉直状态，眼睛平视前方，动作持续20秒。

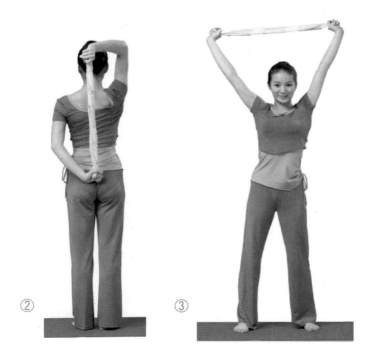

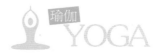

瑜伽 YOGA

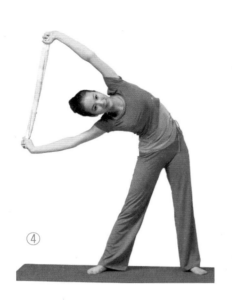

④

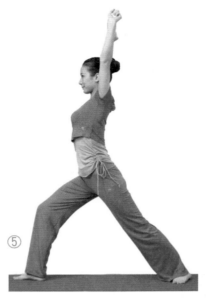

⑤

■ 第4步：站立，双脚张开约30cm，双手分别拿着毛巾两端，垂直向上举起毛巾呈拉直状态，然后上身和双手都朝右倾，动作持续20秒，然后换另一侧重复动作。

■ 第5步：站立，双脚张开与肩同宽，右脚往前迈一大步，右膝弯曲，左脚往后伸直，双脚脚掌着地，双手分别拿着毛巾的两端伸直往上举起，动作持续20秒，再换脚重复动作。

■ 第6步：站立，双脚张开与肩同宽，双手分别拿着毛巾的两端伸直往上举起，踮起脚尖，动作持续20秒。

■ 第7步：站立，双脚张开与肩同宽，双手分别拿着毛巾的两端伸直往前伸出，然后双膝弯曲下蹲，动作持续20秒。

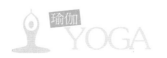

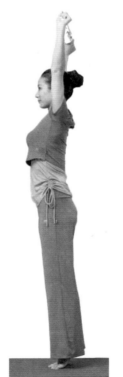

⑥

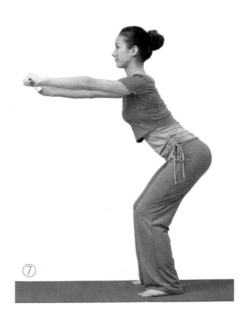

⑦

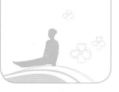

塑臀瑜伽

——练出魔鬼臀部，重拾性感

女性的身体本身包含着无限美感，而臀部的完美曲线往往是女性性感的体现，S形的曲线一半是在臀部展露出来的。

想要保持优美的臀形，最好的办法就是通过瑜伽操来消除臀部赘肉，紧致臀部肌肉，重塑臀部线条，让你的臀部拥有无与伦比的性感魅力。

蝗虫式

难易程度：★★☆☆☆

减肥功效

※ 具有提臀和紧实臀部肌肉的效果。

其他功效

※ 使脊柱神经得到滋养，增强背部和腰部肌肉的柔韧性，消除背部疼痛。

※ 有助于改善失眠、哮喘、支气管炎等疾病。

1 俯卧，下巴轻放于地面上，双手放于身体两侧，将手掌放于大腿下，掌心朝上。

速瘦指数：★★★★★
燃脂指数：★★★★★

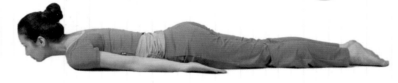

2 将左腿尽量抬高，右腿朝地面用力压。保持平稳呼吸，然后慢慢将左腿放回地面，呼气，放松全身，然后换右腿练习。

※ 贴心提示

孕妇或背部受伤者请慎重考虑此体位的练习。

身体上提时应该收紧臀部和大腿肌肉，以免下背部受伤。

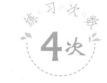

练习 4次

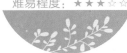

虎式

难易程度：★★★☆☆

减肥功效

❈ 可以使臀部肌肉得到锻炼，使臀部弹性得到提高。

其他功效

❈ 使腿形得到美化。

❈ 有助于产后恢复体形。

❈ 改善肠道健康。

❈ 缓解背部僵硬。

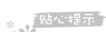

速瘦指数：★★★★★
燃脂指数：★★★★★

1 呈跪姿，将双腿并拢，双臂垂直于地面，脊柱挺直并保持与地面的平行。吸气，将左腿向后伸直，同时保持与地面平行。

练习4次

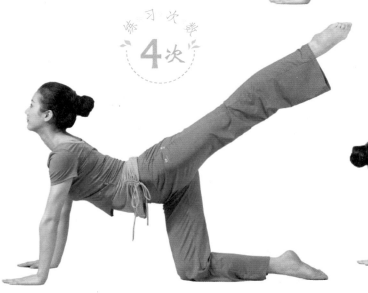

2 蓄气不呼，将头部后仰，左腿上抬至最大限度，眼睛看向上方。

贴心提示

❈ 练习时应调整好颈部后仰的幅度，以免拉伤颈部。

3 慢慢呼气，将左膝向胸前移动，使大腿尽量靠近胸部，脚趾略高于地面，眼睛看向下方。吸气，然后还原，换另一侧练习。

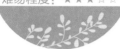

踮脚
翘臀式

难易程度：★★★☆☆

减肥功效

❋ 具有紧实臀部肌肉及提肛的效果，还可以美化臀部线条和提臀，让臀部呈现优美的曲线。

其他功效

❋ 可以拉伸腿部肌肉，美化腿形。

速瘦指数：★★★★☆
燃脂指数：★★★★★

练习次数
4次

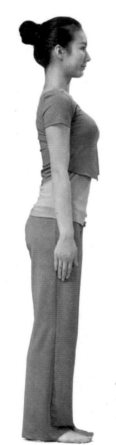

1 双腿自然分开站立，昂首挺胸，双臂自然下垂。

2 身体向前倾，两臂向后延伸，臀部向后翘，尾椎向后顶，腰椎向前倾。

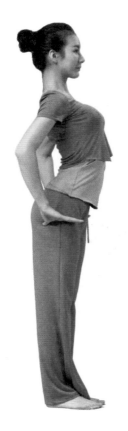

双手虎口位于臀部下
3 缘，抬头挺胸。

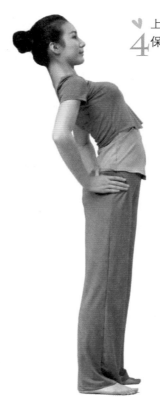

上体向后仰，下身
4 保持不变。

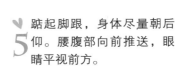

踮起脚跟，身体尽量朝后
5 仰。腰腹部向前推送，眼
睛平视前方。

✳ **贴心提示**

　　练习时，双手虎口放在臀部下缘承
扶穴处，同时脊柱、胸和腰要尽量往前
挺，以达到锻炼的效果。

舞者之王

难易程度：★★★☆☆

减肥功效

※ 紧实腰、腹、臀部肌肉，美化臀部线条。

其他功效

※ 此套动作还可以强化腿力，提高平衡能力。

速瘦指数：★★★★★
燃脂指数：★★★★★

练习次数 **4次**

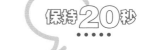

保持**20**秒

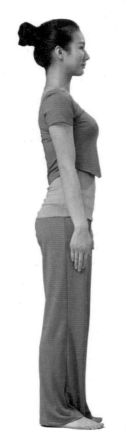

1 自然站立，调整呼吸。

2 吸气，右腿向后抬，右手抓住右脚，同时左臂向上伸直。

3 呼气，用右手拉起右腿向上伸展，左臂向前伸保持平衡。持续20秒，保持呼吸顺畅。呼气，再还原姿势，换另一侧练习。

贴心提示

※ 起初可能会有重心不稳现象，可慢慢做分解动作，重心稳住后，要注意保持呼吸顺畅。

桥式

难易程度：★★★☆☆

速瘦指数：★★★★☆
燃脂指数：★★★★☆

减肥功效

❋ 刺激腰、腿、臀部肌肉，增强肌肉结实度。

其他功效

❋ 提高身体柔软度，伸展内脏器官。
❋ 促进血液循环，缓解双腿疲劳。
❋ 使腰椎、手臂、腕部及踝关节得到强健。
❋ 降低性器官充血，增强激素分泌，提高性能力。
❋ 补养和增强背部肌肉群，使内脏得以滋养，大脑得以放松，压力得以释放。

练习次数 4次

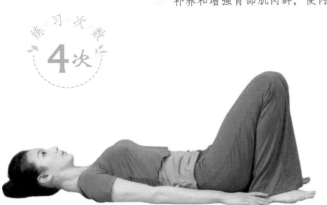

1 平躺于地板上，双手放在身体两侧，手心向下，双膝弯曲，双脚分开与髋部同宽，脚跟与坐骨呈直线排列，脚尖向前。

2 双脚下踩，提起骨盆，臀部离地。当臀部提高时，脊椎骨从下背部依次提起。臀部提到最高位置，上背部也抬离地面。

3 双手支撑腰部，同时舒展胸部，使腰腹挺起，臀部抬得更高。持续5个呼吸后呼气，从上背部依次将脊椎骨慢慢放下，直到臀部回到起始位置。

 贴心提示

双膝距离始终保持与最初相同。

刚开始若很难靠腹部力量提起躯干，可以用手扶住腰抬起。每次做完后，把后腰处贴在地面上，稍做休息。

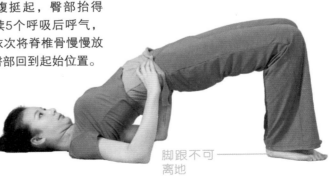

脚跟不可离地

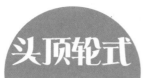

头顶轮式

难易程度：★★★☆☆

减肥功效

※ 预防臀部下垂，使其紧实，强化腿力。

其他功效

※ 可以刺激头顶穴道，使头部得到按摩，清醒头脑，提高记忆力。
※ 还可以矫正驼背。

速瘦指数：★★★★★
燃脂指数：★★★★★

1 平躺于地板上，深呼吸。

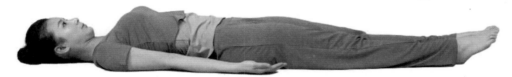

2 双腿分开，双膝弯曲，将脚跟拉紧，尽量靠近臀部。

练习次数 **4次**

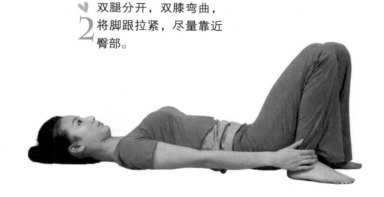

贴心提示

动作完成时，一定要将臀肌夹紧，同时收腹缩肛，直至肌肉有酸痛感，以达到刺激臀部肌肉的效果。若将意识放在臀肌，感受臀肌用力的酸痛感，还原后会使你整个身心得到放松，倍感舒畅。

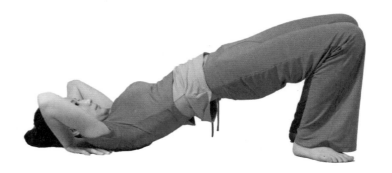

3 双手反撑于耳朵两侧，臀部向上抬。

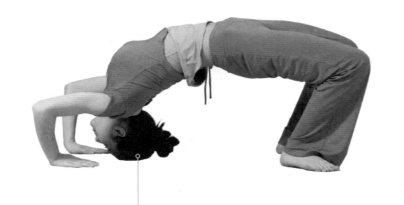

4 吐气，将头向后仰，头顶地。

5 调整好重心，用手抓着脚跟，缩腹、夹臀、收肛，做深呼吸。然后还原，调整气息。

头顶地时刺激头部穴位，会有刺痛感，属正常现象

将注意力放在臀部肌肉上，施力后会有意想不到的提臀效果

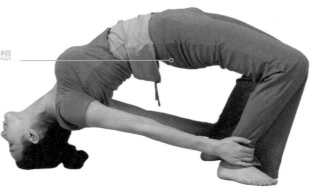

直角
侧抬腿式

难易程度：★★★☆☆

减肥功效

※ 臀肌收紧，使臀部外侧肌肉得到强化，减少髋部、腰部赘肉。

其他功效

※ 具有提臀效果，让臀部呈现优美线条。

速瘦指数：★★★★★
燃脂指数：★★★★★

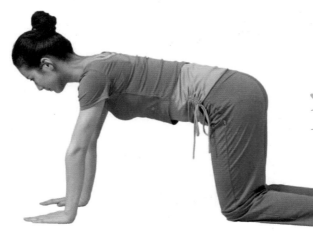

1 呈跪姿，双手、双脚着地，上身和大腿呈90度角，大腿和小腿呈90度角。

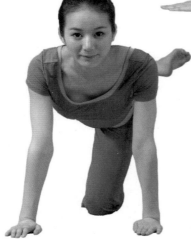

2 吸气，右腿上抬，膝盖与臀部保持水平，大腿和小腿呈90度角。

贴心提示

※ 每天坚持练习，腿和臀会产生酸痛感，越酸越好，当然也要根据个人体力适度练习，不要太勉强。

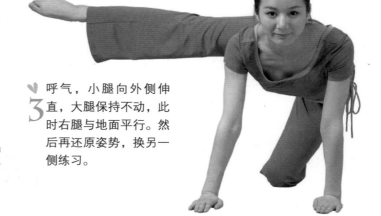

3 呼气，小腿向外侧伸直，大腿保持不动，此时右腿与地面平行。然后再还原姿势，换另一侧练习。

抬臀内收式

难易程度：★★★☆☆

减肥功效

❋ 加强臀大肌收紧感，提臀，消除多余赘肉。还可以使臀部更有弹性，美化臀部曲线。

其他功效

❋ 此套动作还能增强腰腹部肌肉的力量。

速瘦指数：★★★★☆
燃脂指数：★★★★★

1 平躺于地面，双臂放于身体两侧，双腿弯曲，脚心着地，自然呼吸。

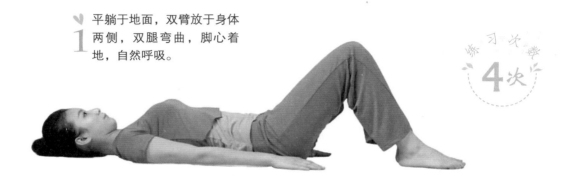

练习次数
4次

保持10秒

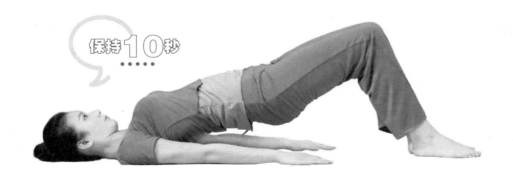

2 夹紧臀部，垂直上抬，膝盖与小腿并拢。保持动作10秒钟。

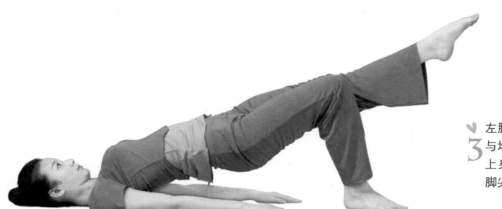

3 左腿伸直，脚尖向上，与地面呈45度，左腿与上身呈斜线，眼睛看向脚尖。

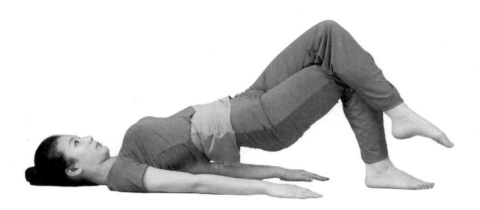

4 左腿置于右腿上，左腿紧贴右小腿处。

5 双脚打开，与肩同宽，脚尖着地，吸气的同时将臀、腰、背、脚、腿依次向上抬推起，臀、腰、腹部收紧，保持自然呼吸。

 贴心提示

初学者若身体柔韧性不好，可将双脚着地，脚跟不离地。

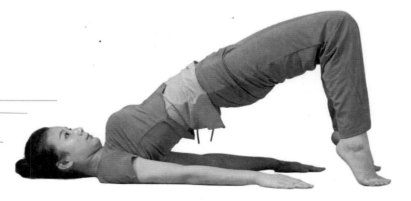

天鹅潜水式

难易程度：★★★☆☆

减肥功效

※ 改善臀部曲线，紧实臀部肌肉。

其他功效

※ 此套动作还可以减少背部多余脂肪。

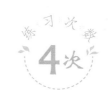

练习次数
4次

速瘦指数：★★★★☆
燃脂指数：★★★★☆

1 俯卧，额头点地，双臂向前伸直，紧贴地面，直到极限。

2 手臂伸直，双手着地，用以支撑身体，上身抬起，大腿与臀大肌保持紧缩状态。

保持**5**秒

3 左肘弯曲，支撑上半身。左腿伸直，上抬至极限，背部也上抬。持续动作5秒。

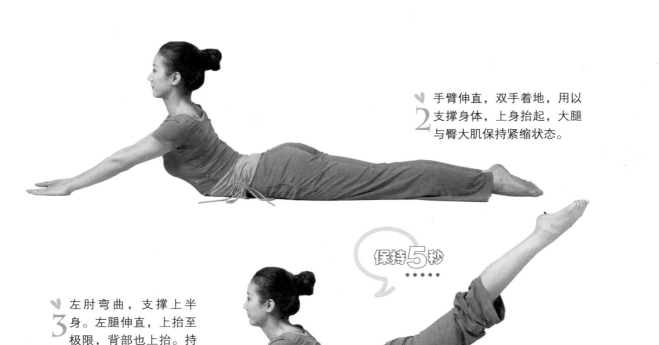

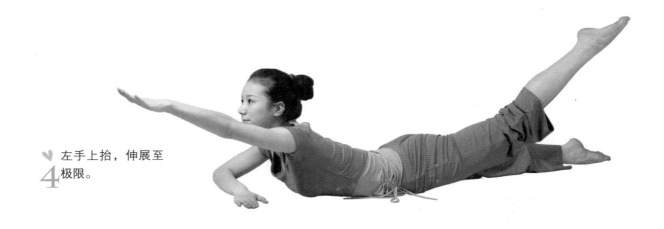

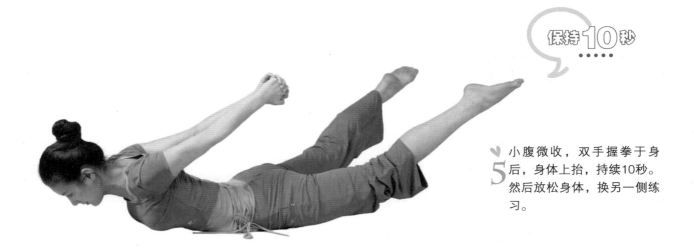

4 左手上抬，伸展至极限。

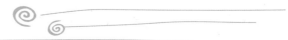保持10秒

5 小腹微收，双手握拳于身后，身体上抬，持续10秒。然后放松身体，换另一侧练习。

贴心提示

　　若双腿无法同时上抬，可将双臂屈于胸前，抬起上身，将左腿上抬至极限，再换腿练习。在练习过程中还要注意保持呼吸顺畅。

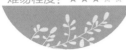

单腿离地式

难易程度：★★★☆☆

减肥功效

※ 增强臀中肌的力量，塑造圆润美丽的臀部线条。

其他功效

※ 有效锻炼背部和腹部肌肉。

※ 改善脊柱神经的血液流动。

※ 按摩腹部脏器，改善便秘的症状。

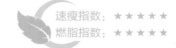

速瘦指数：★★★★★
燃脂指数：★★★★★

练习次数 **4**次

1 仰卧，双腿抬起放于球上，双臂放于身体两侧，掌心朝下，吸气。

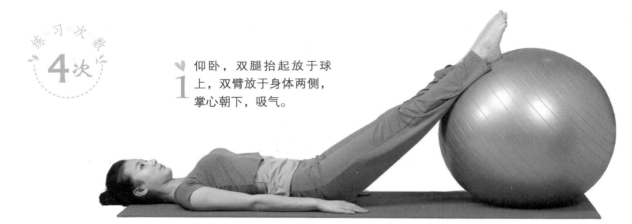

2 呼气，左膝弯曲，上举，臀部抬离地面。

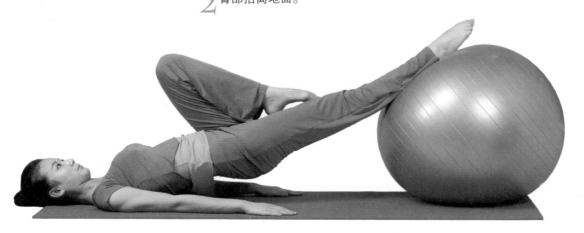

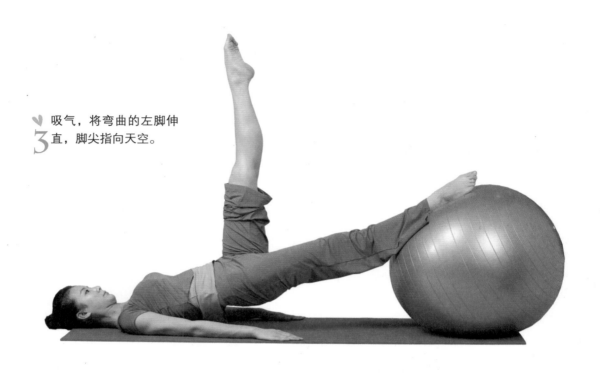

3 吸气，将弯曲的左脚伸直，脚尖指向天空。

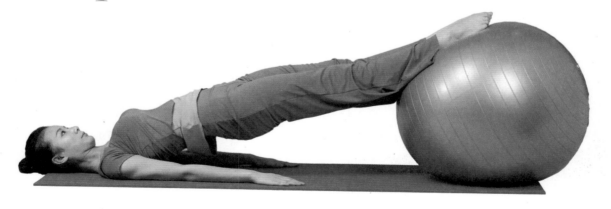

4 把脚放回球上，回到体式1，再换另一侧练习。

五 ♡ 步 ♡ 美 ♡ 臀 ♡ 操   # 教你轻松拥有迷人翘臀

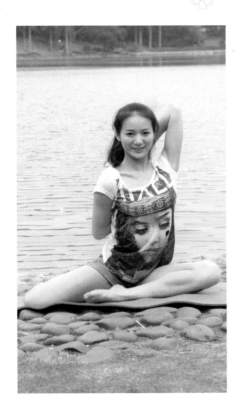

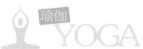

✱ 第一步：单腿下蹲

站立，两臂侧平举，左腿弯曲并尽量下蹲，然后再站直。如果觉得比较困难，可借助栏杆等可支撑物体，用手臂来辅助完成，蹲时呼气，起立时吸气，保持呼吸均匀。

✱ 第二步：双腿下蹲

两腿分立，稍宽于肩。两脚外展，双臂相交平举下蹲，直到大腿与地面平行。站立及下蹲时臀部用力，尽量把臀部收紧。

✱ 第三步：双膝跪地

前臂支撑于地而且交叉。将额头平放在手上，使背部与地面保持平行。抬起一脚用力上举，直到膝部与臀部为一条直线，且大腿与地面保持平行；然后换腿再做。

✱ 第四步：前跨步法

单腿向前跨步，弯曲双膝，前跨大腿与地面平行，小腿垂直于地面。后腿弯曲角度大于90度。前腿收回，并拢站立时尽量收臀，换腿做。做这个动作时，尽量避免手臂助力。

✱ 第五步：提臀

仰躺，膝盖弯曲，双臂伸直贴腰间，双脚张开与肩同宽。用力抬起臀与腰部，使身体呈一条直线，保持姿势2秒。注意如果有明显腰酸的感觉，就应停止动作，避免对腰椎造成伤害。

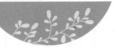

美腿瑜伽

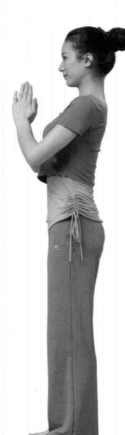

——巧用瑜伽挺拔身姿，塑造纤细美腿

亭亭玉立，双腿秀美，是每个女性所追求和渴望的，修长的美腿是女性美丽优雅的一个重要条件，往往一双纤细健康的长腿会给你增色不少。怎样瘦腿最快最有效？简单轻松的瘦腿瑜伽操帮你克服粗腿难题，助你快速瘦腿，自信展露傲人美腿！

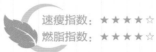

下蹲脊柱扭转式

难易程度：★★★☆☆

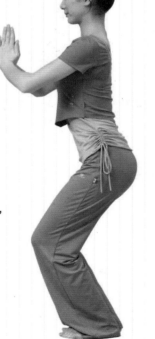

减肥功效

※ 下蹲时可消除腿部多余脂肪。

其他功效

※ 按摩腹部脏器，活化肠道，促进体内毒素排出体外。
※ 滋养背部神经，保持脊柱弹性，使脊柱更加柔韧。

速瘦指数：★★★★☆
燃脂指数：★★★★☆

练习次数 **4次**

1 自然站立，双腿并拢，脊柱挺直，双手于胸前合十，眼睛看向前方。

2 屈膝，上半身保持不动，保持呼吸顺畅。

132

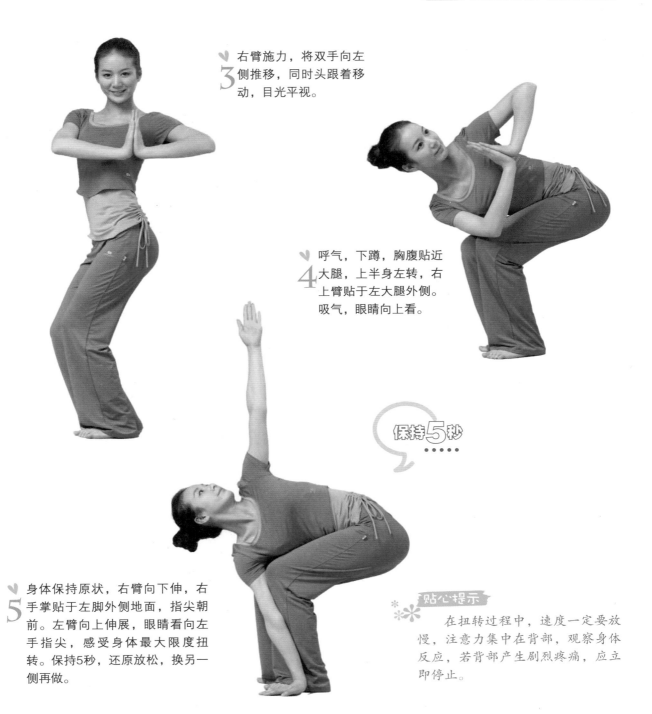

3 右臂施力，将双手向左侧推移，同时头跟着移动，目光平视。

4 呼气，下蹲，胸腹贴近大腿，上半身左转，右上臂贴于左大腿外侧。吸气，眼睛向上看。

保持5秒

5 身体保持原状，右臂向下伸，右手掌贴于左脚外侧地面，指尖朝前。左臂向上伸展，眼睛看向左手指尖，感受身体最大限度扭转。保持5秒，还原放松，换另一侧再做。

贴心提示

在扭转过程中，速度一定要放慢，注意力集中在背部，观察身体反应，若背部产生剧烈疼痛，应立即停止。

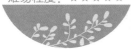

侧角伸展式

难易程度：★★★☆☆

减肥功效

❋ 强化大腿、双膝及脚踝，美化腿部线条。

其他功效

❋ 有助于胸部肌肉的扩展。

❋ 消除腰围上多余脂肪。

❋ 活化肠道。

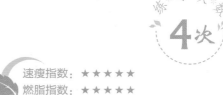

练习次数 **4次**

速瘦指数：★★★★★
燃脂指数：★★★★★

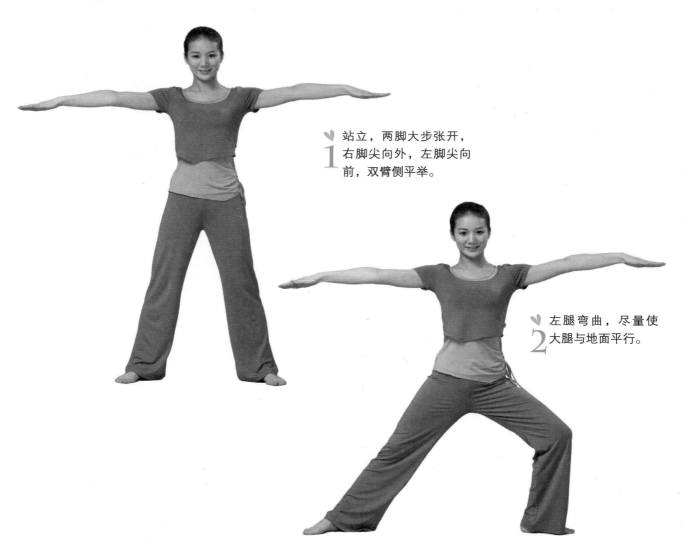

1 站立，两脚大步张开，右脚尖向外，左脚尖向前，双臂侧平举。

2 左腿弯曲，尽量使大腿与地面平行。

瘦腿的简单法则

1. 多快走，多纵跳，多抬腿；少坐，少站，少蹲。
这样可以防止下肢的血液循环受阻，防止腿部浮肿。
2. 在每一个可能的时候踮脚，例如等车时、工作间
隙时，长期坚持下来会令小腿变得纤细修长。
3. 跷二郎腿会导致小腿浮肿，严重影响腿部线条。

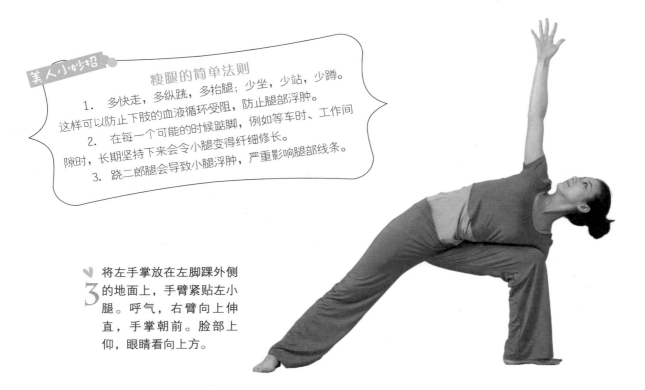

3 将左手掌放在左脚踝外侧
的地面上，手臂紧贴左小
腿。呼气，右臂向上伸
直，手掌朝前。脸部上
仰，眼睛看向上方。

4 呼气，将右臂伸直贴耳举过
头顶，右臂、身体和右腿呈
一条直线。保持平稳呼吸，
然后换另一侧再做。

膝盖不要弯曲，左腿伸直

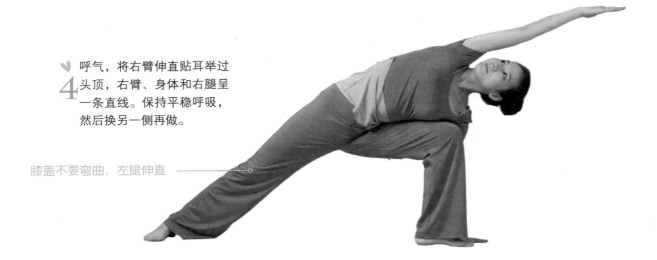

摩天式

难易程度：★★★☆☆

减肥功效
※ 美化腿部曲线，使腿部更加纤细优美。

其他功效
※ 按摩腹部脏器，有助于排毒。
※ 滋养脊柱，保持脊柱弹性。
※ 使胸部得到锻炼，防止乳房下垂。

速瘦指数：★★★★☆
燃脂指数：★★★★☆

1 自然站立，双腿分开，脊柱挺直。吸气，双臂侧平举，掌心向下。

★注意
初学者可用双脚着地代替踮脚，但要收紧腹部和保持平稳呼吸。

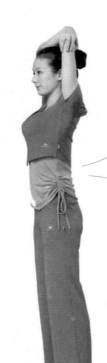

练习次数
4次

2 双臂伸直举过头顶，掌心相对。肘部弯曲，双手握住对侧肘部。

3 吸气，脚跟上抬，脚尖着地，屏住呼吸，身体自然向上拉伸。

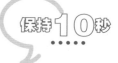

保持10秒

4 吸气，上半身前倾，与腿部呈90度，保持均匀呼吸，保持动作10秒钟。

136

虎式变体

难易程度：★★★☆☆

减肥功效

※ 髋部和大腿区域脂肪燃烧，腿形得到美化。

其他功效

※ 提臀，紧实臀部肌肉。
※ 强健生殖器官。

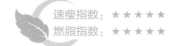
速瘦指数：★★★★★
燃脂指数：★★★★★

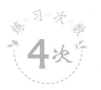
练习次数 **4**次

1 自然呼吸，呈跪姿，并拢双腿，臀部置于双腿上，挺直脊柱，双手置于地板上。呼气，前倾上半身，臀部上抬，呈爬行姿势，大小腿呈90度。

※ 贴心提示

进行到第3步时，髋部放平，不可上翻；左腿伸直，膝盖不可弯曲，脚尖向内勾；手臂伸直。

初学者如果无法完成此套动作，只做虎式基本动作即可，不可过于强求，以免出现不适反应。

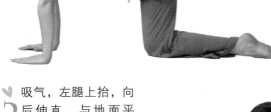

2 吸气，左腿上抬，向后伸直，与地面平行，左脚尖内勾。

3 右臂上抬，向前伸直，与地面平行。此时，右臂与左腿在一条直线上。保持身体平衡，持续数秒钟后，换另一侧做相同练习。

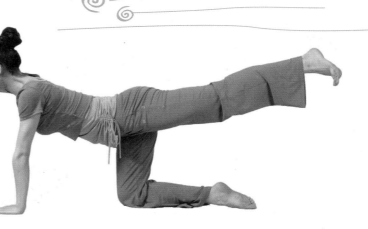

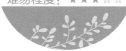

减肥功效

※ 燃烧腿部脂肪，紧实腿部肌肉。

其他功效

※ 提高身体平衡感。
※ 强健生殖器官。
※ 延伸颈部，美化背部线条。
※ 紧实臀部，增强膝关节灵活度。

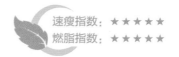

速瘦指数：★★★★★
燃脂指数：★★★★★

贴心提示

此套动作对坐骨神经痛和大多数背部疾病有治疗调理作用，可适当练习。

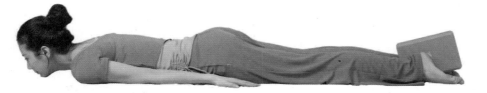

练习次数 **4次**

1 俯卧，双臂置于身体两侧，掌心向下，下巴触地，双脚夹紧一块瑜伽砖。

2 膝盖弯曲，小腿慢慢上抬，腹部不要离地。

3 屈肘，双臂置于头部两侧，小臂紧贴地面，掌心贴地，指尖朝前。吸气，臀部上抬至最大限度。

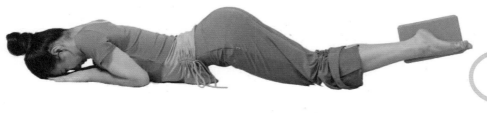

4 蓄气不呼，小腿上抬至与地面垂直。保持此姿势10秒，自然呼吸。还原放松，反复练习。

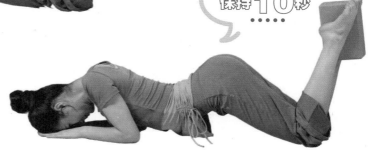

保持**10**秒

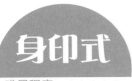

身印式

难易程度：★★★☆☆

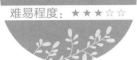

减肥功效

※ 塑造紧致纤细美腿，美化腿部线条。

其他功效

※ 此套动作还可预防坐骨神经痛、腿部抽筋，促进血液循环，改善下半身寒冷症。

速瘦指数：★★★★★
燃脂指数：★★★★★

练习次数
4次

1 坐正，挺直腰背，深呼吸。

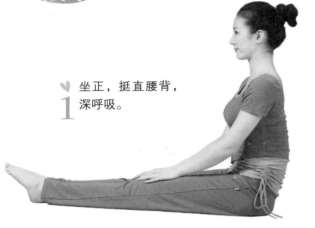

※ **贴心提示**

若腿部筋骨较僵硬，弯不下去，不要太勉强，不要心急，只要感受到紧实感即可。

2 吸气，弯曲右膝，将右脚板放于左大腿上。

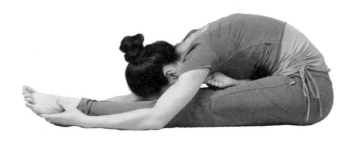

3 呼气，身体缓慢前倾，用手抓左脚掌，持续数秒，自然呼吸。然后还原身体，换另一侧练习。

新月式

难易程度：★★★☆☆

减肥功效
※ 充分伸展臀、腿部肌肉，美化腿部线条。

其他功效
※ 提高平衡感和专注力。

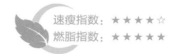

速瘦指数：★★★★☆
燃脂指数：★★★★★

练习次数
4次

1 由金刚坐开始，膝盖用力，支撑臀和腿，左脚向前迈出一大步。将右脚向后伸长，脚趾向后，小腿和膝盖紧贴地面。

2 双手合十放于胸前，目光平视，弯曲左膝，小腿垂直于地面。昂首挺胸，挺直背部，大腿有上抬之感，保持姿势不动。

3 双臂沿耳际向后伸直，身体随着后弯，合掌姿势不变。保持该姿势10秒钟。再换另一侧练习。

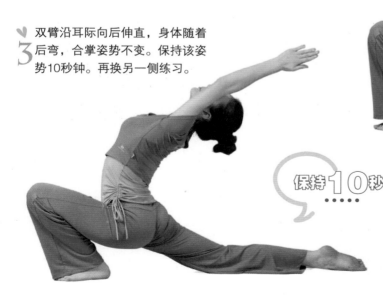

保持**10**秒

※ 贴心提示

若腿部筋骨较僵硬，弯不下去，不要太勉强，只要感受到紧实感即可。

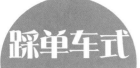

踩单车式

难易程度：★★★★☆

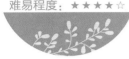

减肥功效

❊ 紧实大腿，消除腿部多余赘肉，改善小腿曲线，美化腿形。

其他功效

❊ 此套动作还可以预防内脏下垂，促进全身新陈代谢。

速瘦指数：★★★★★
燃脂指数：★★★★★

❧ 平躺于地板上。

1

❧ 吸气，将双脚向天
2 花板伸展，吐气。

练习次数
4次

❧ 配合呼吸的节奏，双脚以踩脚踏车
4 的方式轮流踩动。坚持练习10秒钟
以上，再慢慢还原身体。

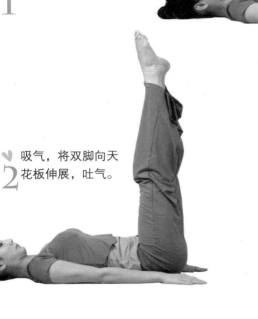

❧ 吸气，臀部上抬，双手撑
3 腰，身体重心放在手上，
保持不动，深呼吸。

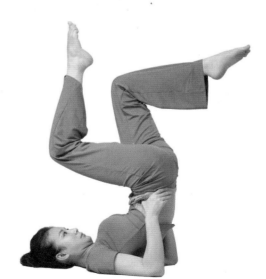

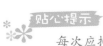

❊ **贴心提示**

每次应持续练习10秒钟以
上。此动作对防止下半身肥胖
有很好的效果。

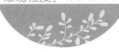

V字形平衡式

难易程度：★★★☆☆

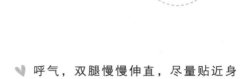
减肥功效

❋ 减少髋部、腿部脂肪，使腿部肌肉、韧带得到伸展。

其他功效

❋ 加强腹肌和腰背肌的力量及平衡感。

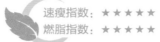

速瘦指数：★★★★★
燃脂指数：★★★★★

1 坐正，双腿向前伸直，自然呼吸。吸气，双腿弯曲，双手抱脚。

2 呼气，双腿慢慢伸直，尽量贴近身体，腹部收紧。保持姿势20秒钟，调整呼吸。然后还原放松，再做一次。

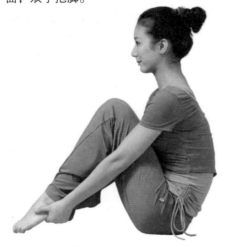

保持**20**秒

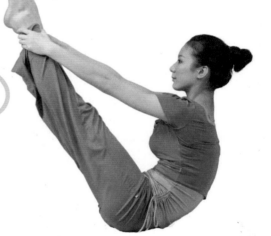

美人小妙招

饮食瘦腿法

1. 多吃芹菜，芹菜中含有大量的胶质性碳酸钙，容易被人体吸收，预防下半身浮肿。

2. 猕猴桃维生素C含量丰富，纤维素含量也相当丰富，可避免过剩脂肪让腿部变粗。

3. 西瓜有助于消化，提高修饰双腿的能力。

4. 多吃菠菜可以使血液循环更活络，恢复腿部元气，同时可以避免腿部干燥脱皮。

❋ **贴心提示**

练习时，若体力不够，不要放弃，多练习几次，直到双腿有酸痛感，会有明显的瘦腿效果。

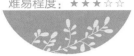

鸳鸯式

难易程度：★★★☆☆

减肥功效

✳ 腿部韧带得到充分的拉伸，增加腿部弹性。

其他功效

✳ 此套动作还可以预防小腿抽筋。

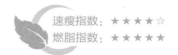

速瘦指数：★★★★☆
燃脂指数：★★★★★

练习次数
4次

1 坐立，右腿向前伸，绷直，双手抱住左脚掌，尽量使左脚跟贴近臀部，吸气。

2 呼气，同时左腿上抬，伸直，再吸气。

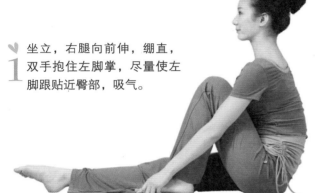

✳ **贴心提示**

若感到腿部僵硬，无法伸直，只要做到自己的最大限度即可。

3 呼气，挺直脊背，将左腿缓慢地拉近身体，持续10秒，保持自然呼吸。还原，换腿做相同的练习。

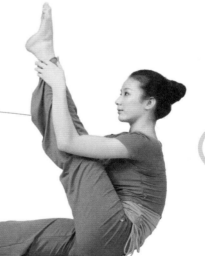

保持10秒

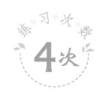

跪姿舞蹈式

难易程度：★★★☆☆

减肥功效
※ 使腿部线条得以拉伸，矫正体态，提高形体美感。

其他功效
※ 此套动作还可以缓解女性经期疼痛，促进血液循环。

速瘦指数：★★★★☆
燃脂指数：★★★★★

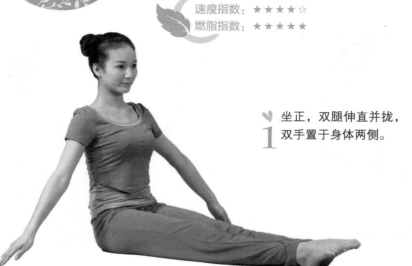

1 坐正，双腿伸直并拢，双手置于身体两侧。

2 右膝弯曲，右脚掌紧贴左大腿处，眼睛凝视前方。

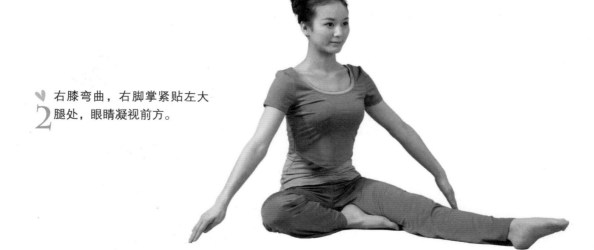

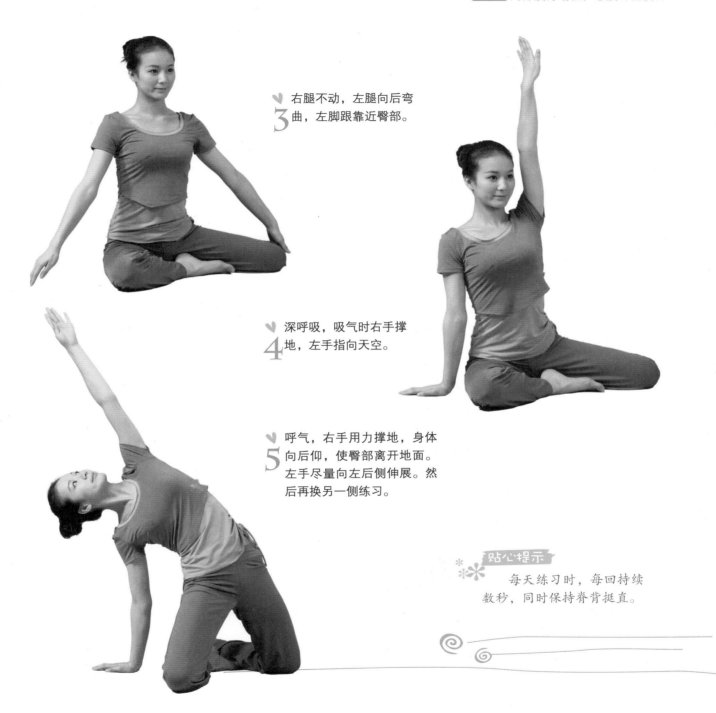

3 右腿不动，左腿向后弯曲，左脚跟靠近臀部。

4 深呼吸，吸气时右手撑地，左手指向天空。

5 呼气，右手用力撑地，身体向后仰，使臀部离开地面。左手尽量向左后侧伸展。然后再换另一侧练习。

※ **贴心提示**
　每天练习时，每回持续数秒，同时保持脊背挺直。

减肥功效
※ 塑造腿部优美线条，美化腿形。

其他功效
※ 此套动作还可以促进血液循环及新陈代谢。

速瘦指数：★★★★☆
燃脂指数：★★★★★

练习次数
4次

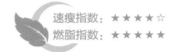

1 坐在地板上，向两侧依次伸直腿，尽量分到最大限度；大腿背部贴于地板，脚趾指向天花板，手放到身后，提拉臀部。

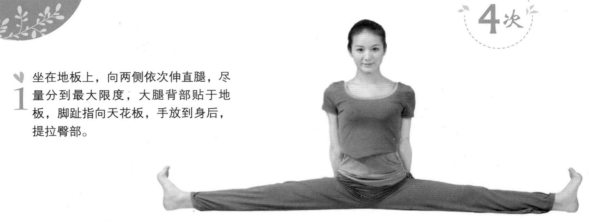

2 身体微微向前倾，双手置于地板，手指一点点向前挪，胸部拉向地板。吸气，保持脊椎挺直，下巴下压，与地面尽量贴近，抬头目视前方，大腿施力，手指伸直。

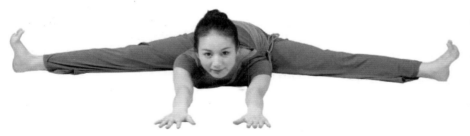

贴心提示
※ 若双腿不能完全打开，应根据个人情况，量力而行，熟练后再加大力度。

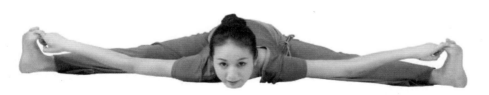

3 呼气，伸出手用中指和食指钩住大脚趾或握住脚踝，下巴贴于地面，目视前方。保持该姿势5秒钟。慢慢还原身体，两腿并拢休息。

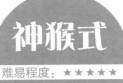

神猴式

难易程度：★★★★★

减肥功效

❋ 腿部后侧肌肉和韧带得到充分伸展，美化腿部线条。

其他功效

❋ 调整骨盆位置。

练习次数
4次

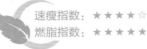

速瘦指数：★★★★☆
燃脂指数：★★★★★

1 左腿跪地，右腿弓步屈膝，双手置于右腿两侧。

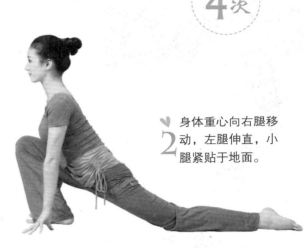

2 身体重心向右腿移动，左腿伸直，小腿紧贴于地面。

3 将身体重心回收，脊背与地面垂直，双臂置于体侧，双手撑地，将右腿缓慢伸直。

❋ **贴心提示**

初学者可选择一腿弯曲的方式，练习多次后再选择劈腿，以免拉伤腿筋。

保持**10**秒

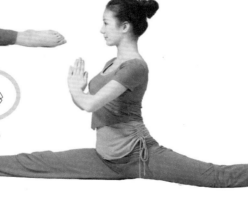

4 双手合十于胸前，保持10秒，调整呼吸。然后换腿做相同的练习。

六个生活瘦腿妙招

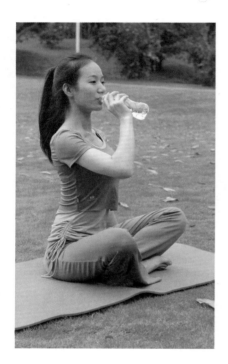

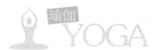

✳ 三分钟晨操

一边做早餐，一边忙里偷闲做做腿部运动：叉腰，双腿分开站立，腰部轻轻向左右扭转，拉动脚部肌肉，兼有紧致臀部效果，一举两得。

✳ 上班轻松步

每天多创造走路的机会，记住走路时先以脚跟落地，这样比脚尖或脚掌落地能消耗更多的能量。

✳ 办公室椅子操

方便的话在办公室里也能美腿，坐在椅子上，紧贴椅背，右腿向左方抬高至胸口，锻炼大腿内侧肌肉及改善腿部线条。还可以双手抱着右膝，拉高，贴向胸口，可增加盆骨位置的新陈代谢，左右交替做10次。

✳ 上下楼梯法

保持正确姿势上下楼梯可以使瘦腿效果达到极限。当踏上第二级楼梯时，腹部保持挺直，后腿吊起拉直，可加速脂肪消耗。

✳ 自我腿部推拿法

当用热水浸泡双脚时，先轻柔按摩脚心，继而在小腿肌肉处上下推拿，加速脚部新陈代谢，排出积聚在体内的废物及水分，每天坚持做10分钟。

✳ 瘦腿饮食要少吃盐

纤细美腿可以自己修炼，要注意控制每天摄入的盐量，若每天摄入大于10克盐，体内就容易聚积多余的水分，导致腿部肥肿。

Part 3

瑜伽
饮食
YOGA

苗条身材
吃出来

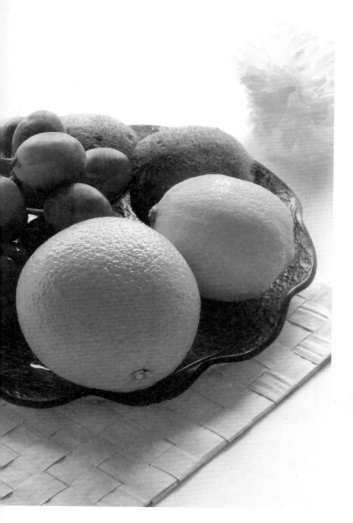

瑜·伽· # 食物的三大属性

练习瑜伽是为了身心健康，除了坚持正确的姿势外，饮食方面也要有所重视。饮食是我们生命的源泉，正确的饮食可以让我们的身、心、灵处于良好的状态。而错误的饮食会引起身心失调，所以我们应充分认识我们所食食物的特性。瑜伽经典里根据食物中所含的悦性力量、变性力量和惰性力量的多寡，及人类食用后对身、心、灵的影响，把食物分为悦性食物、变性食物、惰性食物。瑜伽行者认为，为了身体的健康、心灵的平静，要多吃悦性食物，少吃变性食物，完全不吃惰性食物。

✽ 悦性食物

这类食物色香味美，富于营养，很少选用香料和调料，烹饪方法简单。食用这些食物可以培养高贵的情操，使身体变得健康、纯洁、轻松、精力充沛，使心灵宁静而又愉快。这类食物创造了更精细、更敏锐的身体和精神系统。它包括一切水果、大部分的蔬菜、一切豆制品、乳制品、坚果、温和香料等。

✽ 变性食物

变性食物是能够提供能量，有益于身体但不利于心灵的食物。经常食用变性食物会引起身心浮躁不安，如浓茶、强烈调味品、酱油、白萝卜、巧克力、可可、汽水、过多的香料和食盐、辣椒。凡喜爱这类食物的人，大部分性格粗鲁、脾气暴躁、喜好争斗、固执己见。这类食物同样不适合瑜伽修行者。

❋ 惰性食物

惰性食物是容易引起怠慢、疾病和心灵迟钝的食物。此类食物对心灵有害，对身体无益。据说在印度王室的饭桌上，通常都要摆放五六十种菜肴，这些菜的烹饪是经过煎炸、烘烤的。有些使用了咖喱粉做调料，味道很浓。这些对瑜伽修行者是极不合适的，因为这会使身体发胖，增加额外的体重，饭后较长一段时间内会感到积滞怠惰，而性情易于激动暴躁。惰性食物包括一切肉类、蛋类、洋葱、芥末、葱蒜、麻醉型饮料、烟草、毒品及所有不新鲜、陈腐的食物。

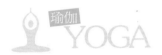

 贴心提示

以上分类是比较严格的，对许多现代人来说，恐怕难以遵行。这些分类所基于的理由是：

屠宰后的动物，无论人们怎样处理，都无法彻底去除无数微生物产生的称为"尸毒"的有害毒素。吃肉容易引起癌症、高血压和心脏病等疾病。人类的各种生理特征都与食果类、食草类动物类似，人类的天性本来就不是趋向于食肉的，食素的人更为健康。

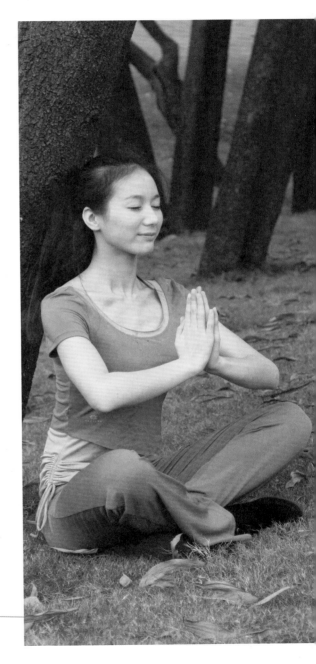

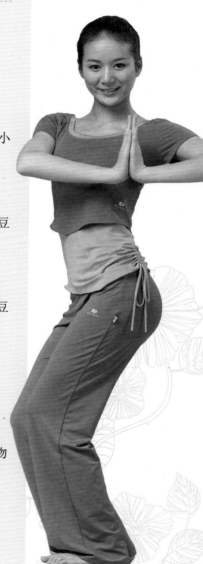

悦性食物一览

一切谷物及其副产品

大米、小米、小麦、玉米、燕麦、大麦、无蛋面条、无蛋面包、家常小甜饼等。

各种豆类、果仁和种子

大豆、小扁豆、花生、腰果、核桃、杏仁、莲子、芝麻子、葵花子、豆腐、豆浆等。

各种蔬菜

大白菜、黄豆、土豆、番茄、卷心菜、芹菜、茄子、竹笋、豆角、豆芽、苦瓜、胡萝卜等。

奶制品

牛奶、酸牛奶、黄油、乳酪、奶油、酸奶油等。

油类

菜油、玉米油、黄油、花生油、芝麻油等植物油。绝不用猪油（即动物油）。

作料

酱油、盐、蜂蜜、糖、柠檬、香菜、花生酱等。

瑜·伽 减肥饮食法

✱ 吃饭应细嚼慢咽

身体超重者有一个共同的缺点，便是吃饭过快。瑜伽修行者知道狼吞虎咽的危害性，同时强调细嚼慢咽的重要性。现在的问题是，吃饭的速度应该慢到怎样的程度。咀嚼的速度要根据食物的种类而定。吃香蕉总比苹果快，吃肉比吃蔬菜慢，在一般情况下，只有一个原则：一口食物要保证咀嚼12次以上，一定要把食物嚼烂再咽下去。细嚼慢咽好处很多，养成这种饮食习惯的人，食量尽管不大，但比那些狼吞虎咽把自己吃得肚歪儿的人，更能充分地吸收养分和能量；并且足够的唾液能很好地与食物混合在一起，帮助肠胃消化营养。这样，一个人可以有效地控制食物摄入量，避免了消化不良和长期食物过量导致的肥胖现象，维护了身体的健康，并充分利用了食物带给我们的能量。

✱ 就寝前两个小时不要进食

许多人都有吃完东西就躺下来休息的不良习惯，这毛病在晚上吃饭时尤为明显，这样做对身体是非常有害的，会导致腹部肌肉过分紧张，当人已经睡着时体内的肠胃还在剧烈运动，这样既得不到好好的休息，也易造成肠胃伤害，使消化功能长期处于混乱状态。

✱ 不要过多地使用调味料

也就是说不要在烹饪食品时放入过量的盐、辣椒、胡椒或是其他的植物香料和经过加工的变质香料。这并不是说调料有害，而是不要过多地使用。这些东西使得食物的味道过于强烈，虽然在短时间内满足了我们的口腹之欲，但长期下来会对我们的感觉器官造成巨大的伤害，使我们渐渐无法感受到那些微妙的变化，同时强烈的刺激使我们的消化系统承受过多的压力，从而分泌更多的物质来中和这些不适于身体的强烈刺激。

✱ 每天饮用足量的水

瑜伽练习者每天都喝掉10~15杯清水。大量的喝水可以清洗体内一天中产生的毒素，保持肌体的水分平衡，抑止过早的衰老。身体内水分的平衡使我们更加有精力。然而许多人每天都不能饮用足够的水，一些人习惯喝果汁、牛奶和其他饮料，结果导致多种疾病。当他们开始每天饮用足够的水之后，大部分疾病都得到了控制。充足的水分使得肌体不过分地依靠食物中的油脂，从而体内脂肪明显减少。

1. 早上起来喝一杯蜂蜜水，或者一杯芹菜汁加蜂蜜水，能迅速补充体内细胞的含氧量，增加体内的能量，清除肠道的毒素。注意蜂蜜水的温度不要超过80℃，否则会损失其中的营养。

2. 粮食应以燕麦和糙米为主。这些食物在体内消耗得慢，能长时间保持人体能量和体力。最好是选用粗一些的、没有经过加工提取的麦片，加一些牛奶喝效果更好。

3. 蔬菜能生吃就生吃，尽量不要去炒。生的蔬菜主要含有钾、钙、镁，这三种成分让我们精力充沛、心情舒畅。练习瑜伽时我们会出汗，主要消耗的就是钾元素，新鲜的水果蔬菜含钾量最高。

4. 女孩子缺铁，冬天最大的问题就是怕冷，容易手脚冰凉，还会乏力，皮肤没有光泽，没有白里透红的感觉。在不吃肉的情况下，补铁非常重要。可以用生的新鲜蔬菜蘸芝麻酱吃，喝红糖水也可以补铁。

5. 尽量多吃黑色的食物，如黑芝麻、黑豆、黑米等，多喝黑豆浆则能补铁、补肾。

6. 晚上喝些小米粥，可以安神，对睡眠非常有利。或者喝些温牛奶加蜂蜜，对睡眠也非常有好处。

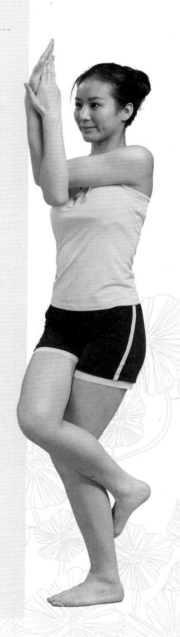

瑜♡伽♡ 健康减肥食谱

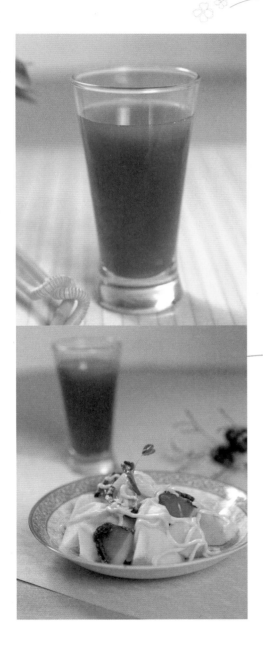

▌甘苦两味苦瓜汁

材料

■ 苦瓜70克，青紫苏叶2片，菠萝1个，蜂蜜或柠檬汁适量

制作方法

■ 第1步：将苦瓜洗净后，带着瓜瓤切块。

■ 第2步：去了皮的菠萝也同样切块，去掉果心，放入榨汁器中榨汁，滤掉果肉残渣。

■ 第3步：将切好的苦瓜、菠萝汁、紫苏叶一同放入搅拌器中混合搅拌大约10秒，倒入杯中，再根据个人口味加蜂蜜或柠檬汁调味即可。

▌苹果豌豆苗沙拉

材料

■ 苹果200克，豌豆苗50克，鲍鱼50克，沙拉酱适量

制作方法

■ 第1步：苹果洗净削皮，切成块状，鲍鱼切块，备用。

■ 第2步：将苹果及鲍鱼放入碗中，加入沙拉酱拌匀，摆上豌豆苗即可食用。

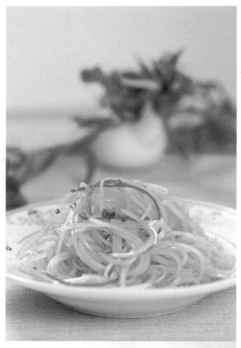

蜂蜜醋凉拌土豆丝

材料

- 土豆1个，蜂蜜醋3大匙，盐1小匙，糖1茶匙

制作方法

- 第1步：把土豆皮削掉，切成丝，浸泡在水中约20分钟，去掉多余淀粉。
- 第2步：土豆丝入沸水中余烫，再捞起来放入凉开水置凉，备用。
- 第3步：把捞起的土豆丝沥干，然后加入蜂蜜醋、盐、糖，拌匀后加一层保鲜膜即入冰箱冷藏，食时取出。

魔芋凉粉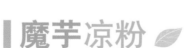

材料

- 鲜魔芋

制作方法

- 第1步：将魔芋去皮、洗净并切块。
- 第2步：把魔芋放进搅拌机加水搅拌，接着用细纱布过滤去渣。
- 第3步：把过滤后的汁液放进锅里煮沸，慢火煎煮2个小时。
- 第4步：最后把液汁倒进冷盘，冷却后即可凝成如凉粉样胶冻，切开即可食用。

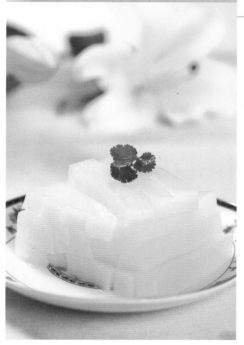

美味高丽菜

材料

■ 高丽菜、蒜头、盐、葱花、香油、植物油各适量

制作方法

■ 第1步：于锅内加入适量油，放入蒜头爆香。

■ 第2步：放入高丽菜炒熟。

■ 第3步：加入适量盐、葱花和香油，稍稍翻炒均匀即可起锅盛盘。

彩绘银芽

材料

■ 黑木耳、红萝卜、豆芽菜、青葱、盐各适量

制作方法

■ 第1步：将油烧热后，将红萝卜切丝，入锅翻炒均匀。

■ 第2步：再把豆芽菜与黑木耳丝放入锅中一起翻炒。

■ 第3步：最后加盐调味并撒上青葱即可完成。

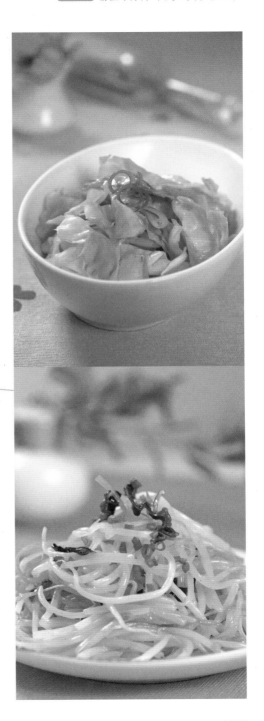

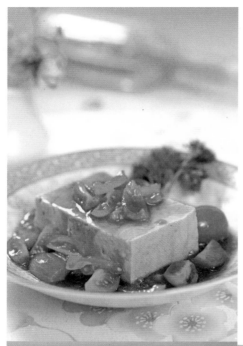

▎番茄姜汁腌豆腐

材料

- 豆腐2块，樱桃番茄10个，甜醋2茶匙，香油1.5茶匙，生姜汁2茶匙，盐适量

制作方法

- 第1步：将樱桃番茄彻底洗净，先用热水烫一下，然后小心地将番茄放到冷水中冷却，再将表皮剥掉，注意不要烫到手。
- 第2步：将生姜汁倒入碗中，然后加点甜醋、香油，将剥皮后的番茄切成4等分，一并用勺子搅拌。
- 第3步：将豆腐用水煮一下，或是放入锅中蒸一下，然后将番茄姜汁淋在豆腐上，最后撒点盐即可。

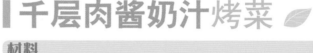

▎千层肉酱奶汁烤菜

材料

- 牛肉碎100克，洋葱碎40克，芹菜叶碎2勺，盐、胡椒粉各适量，鳄梨半个，芝士50克，橄榄油1茶匙

制作方法

- 第1步：在锅中倒入橄榄油加热，放入牛肉碎、洋葱碎、芹菜叶大火爆炒，令水分蒸发，然后放点盐和胡椒粉调味。
- 第2步：将鳄梨去核，切薄片。
- 第3步：在耐热容器中倒入一层肉酱，铺上鳄梨片，然后再铺上一层肉酱，重复好几次，令肉酱和鳄梨一层一层重叠，最后在表面铺上芝士，放入烤箱中，用200℃加热10分钟即可。

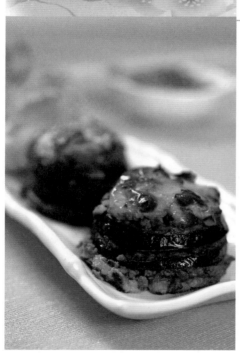

海蛎烧豆腐

材料

■ 豆腐、海蛎、青蒜、姜、地瓜粉、油、盐、料酒、生抽、醋、胡椒粉各适量

制作方法

■ 第1步：豆腐用淡盐水浸泡半小时后取出切块，海蛎加少许盐、醋、料酒、胡椒粉、地瓜粉拌匀，青蒜切段，姜切片，备用。

■ 第2步：锅内倒入少许油，油热后下入切好的青蒜段和姜片、豆腐，小火略煎。

■ 第3步：转大火，锅中下入料酒、生抽翻炒。

■ 第4步：加入适量的水炖煮片刻。

■ 第5步：下入海蛎焖煮片刻，煮到汤汁略稠。

■ 第6步：加入青蒜叶、盐、胡椒粉调味即可。

香菇烩芥菜

材料

■ 鲜香菇8朵，里脊肉100克，芥菜梗1株，太白粉1茶匙，鸡蛋清1个，盐1/2茶匙，水淀粉适量

制作方法

■ 第1步：鲜香菇洗净、去蒂、切片。里脊肉、芥菜梗切片。

■ 第2步：鲜香菇过油。芥菜梗焯水后捞起泡冷水。

■ 第3步：里脊肉加入鸡蛋清及太白粉抓匀，过油备用。

■ 第4步：起油锅加入鲜香菇、芥菜梗及里脊肉拌炒，加盐调味，勾芡起锅即可。

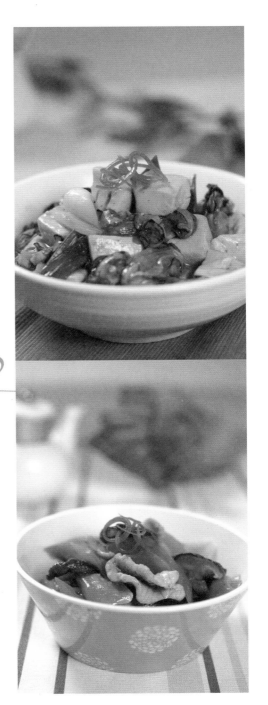

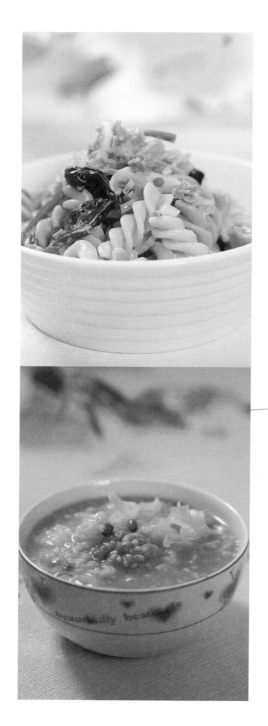

蘑菇菠菜意面

材料

- 三色螺旋面100克，蘑菇100克，菠菜100克，火腿片50克，洋葱半个，蒜头3瓣，淡奶油100克，盐8克，白胡椒粉2克，橄榄油适量

制作方法

- 第1步：锅中放足量水烧开，加5克盐和几滴橄榄油，放入三色螺旋面，按照包装袋上注释的时间煮熟后捞出，沥水备用。
- 第2步：洋葱、蒜头、火腿片切成碎，蘑菇切片，菠菜去根切段，备用。
- 第3步：热锅后加入橄榄油，油温后放洋葱末、蒜末炒香，再倒入蘑菇炒软。
- 第4步：倒入淡奶油，再加入适量清水煮开。
- 第5步：下三色螺旋面和菠菜，加适量盐调味，翻炒1分钟后撒入火腿末和白胡椒粉，拌匀即可。

冰糖银耳核桃粥饭

材料

- 绿豆、大米、小米、核桃仁、银耳、冰糖各适量

制作方法

- 第1步：将核桃仁、银耳各分成两份，一份儿剁碎，一份撕成大朵，备用。
- 第2步：除了大朵的银耳和一份儿核桃仁，其他的原料放入锅里，加比平时煮粥略少的清水。
- 第3步：煮20分钟至熟后放入剩余的核桃仁和银耳再煮片刻即可出锅。